U0786331

「十三五」国家重点图书出版规划项目

中医古籍名家点评丛书

总主编◎吴少祯

察病指南

宋·施 发◎撰

竹剑平◎主审

庞境怡◎点评

国家出版基金项目
NATIONAL PUBLICATION FOUNDATION

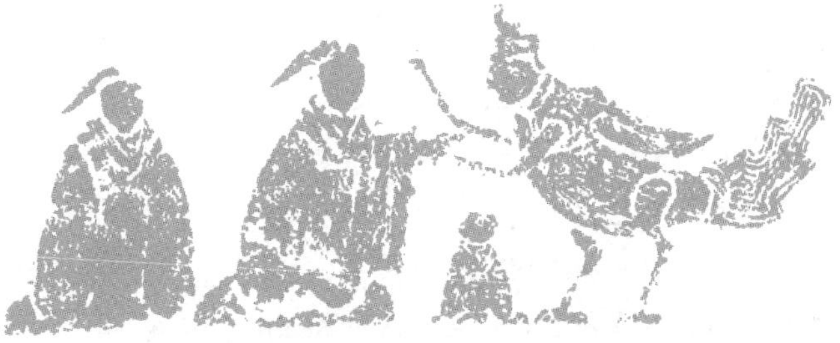

中国健康传媒集团
中国医药科技出版社

图书在版编目（CIP）数据

察病指南/（宋）施发撰；竹剑平主审；庞境怡点评. —北京：中国医药科技出版社，2018. 12

（中医古籍名家点评丛书）

ISBN 978－7－5214－0533－0

Ⅰ. ①察…　Ⅱ. ①施…　②竹…　③庞…　Ⅲ. ①诊法－中国－宋代　Ⅳ. ①R241. 2

中国版本图书馆 CIP 数据核字（2018）第 246904 号

美术编辑　陈君杞

版式设计　南博文化

出版　**中国健康传媒集团**｜中国医药科技出版社

地址　北京市海淀区文慧园北路甲 22 号

邮编　100082

电话　发行：010－62227427　邮购：010－62236938

网址　www. cmstp. com

规格　710×1000mm $^{1}/_{16}$

印张　$6\frac{1}{4}$

字数　129 千字

版次　2018 年 12 月第 1 版

印次　2022 年 6 月第 2 次印刷

印刷　三河市百盛印装有限公司

经销　全国各地新华书店

书号　ISBN 978－7－5214－0533－0

定价　18. 00 元

版权所有　盗版必究

举报电话：010－62228771

本社图书如存在印装质量问题请与本社联系调换

获取新书信息、投稿、为图书纠错，请扫码联系我们。

《中医古籍名家点评丛书》
编委会

学术顾问 （按姓氏笔画排序）

马继兴　王永炎　邓铁涛　李　鼎　李经纬
余瀛鳌　张伯礼　张学文　周仲瑛　晁恩祥
钱超尘　盛增秀

总 主 编 吴少祯

副总主编 黄龙祥　郑金生　陶御风

编　　委 （按姓氏笔画排序）

于俊生　马有度　王　丽　王　英　王　茹
王东坡　王咪咪　王家葵　王德群　叶　进
叶明花　田　理　田代华　史大卓　史欣德
史马广寒　冯晓纯　朱广亚　竹剑平　庄爱文
刘更生　齐玲玲　江厚万　江凌圳　孙　伟
孙文钟　孙理军　杜广中　李　明　李荣群
李晓寅　李德新　杨　进　杨金萍　吴小明
吴孟华　吴朝华　余　凯　邹洪宇　汪　剑
沈　成　沈庆法　沈堂彪　沈澍农　张登本
范　颖　和中浚　庞境怡　郑金生　胡晓峰
俞承烈　施仁潮　祝建伟　贾德蓉　徐大基
徐荣谦　高晶晶　郭君双　烟建华　陶御风
黄　斌　黄龙祥　黄幼民　黄学宽　曹　晖
梁茂新　彭　坚　彭荣琛　蒋力生　程　伟
程志源　程磐基　曾安平　薛博瑜

出版者的话

中医药是中国优秀传统文化的重要组成部分之一。中医药古籍中蕴藏着历代名家的思维智慧与实践经验。温故而知新，熟读精研中医古籍是当代中医继承、创新的基石。新中国成立以来，中医界对古籍整理工作十分重视，因此在经典、重点中医古籍的校勘注释，常用、实用中医古籍的遴选、整理等方面，成果斐然。这些工作在帮助读者精选版本、校准文字、读懂原文方面发挥了良好的作用。

习总书记指示，要“切实把中医药这一祖先留给我们的宝贵财富继承好、发展好、利用好”，从而对弘扬中医药学、更进一步继承利用好中医药古籍提出了更高的要求。为此我们策划组织了《中医古籍名家点评丛书》，试图在前人整理工作的基础上，通过名家点评的方式，更进一步凸显中医古代要籍的学术精华，为现代中医药的发展提供借鉴。

本丛书遴选历代名医名著百余种，分批出版。所收医药书多为传世、实用，且在校勘整理方面已比较成熟的中医古籍。其中包括常用经典著作、历代各科名著，以及古今临证、案头常备的中医读物。本丛书致力于将现有相关的最新研究成果集于一体，使之具备版本精良、校勘细致、内容实用、点评精深的特点。

参与点评的学者，多为对所点评古籍研究有素的专家。他们学验俱丰，或精于临床，或文献功底深厚，均熟谙该古籍所涉学术领域的整体状况，又对其书内容精要揣摩日久，多有心得。本丛书的“点评”，并非单一的内容提要、词语注释、串讲阐发，而是抓住书中的主旨精论、蕴含深义、疑惑谬误之处，予以点拨评议，或考证比勘，溯源寻流。由于点评学者各有专擅，因此点评的形式风格也或有不同。但其共同之点是有益于读者掌握、鉴识所论医籍或名家的学术精华，领会临床运用关键点，解疑破惑，举一反三，启迪后人，不断创新。

我们对中医药古籍点评工作还在不断探索之中，本丛书可能会有诸多不足之处，亟盼中医各科专家及广大读者给予批评指正。

中国医药科技出版社

2017年8月

余序

作为毕生研读整理、编纂古今中医临床文献的一员，前不久，我有幸看到张同君编审和全国诸多相关教授专家们合作编撰《中医古籍名家点评丛书》的部分样稿。感到他们在总体设计、精选医籍、订正校注，特别是名家点评等方面卓有建树，并能将这些名著和近现代相关研究成果予以提示说明，使古籍的整理探索深研，呈现了崭新的面貌。我认为这部丛书不但能让读者系统、全面地传承优秀文化，而且有利于加强对丛书所选名著学验主旨的认识。

在我国优秀、靓丽的文化中，岐黄医学的软实力十分强劲。特别是名著中的学术经验，是体现“医道”最关键的文字表述。

《礼记·中庸》说：“道也者，不可须臾离也。”清代徽州名儒程瑶田说：“文存则道存，道存则教存。”这部丛书在很大程度上，使医道和医教获得较为集中的“文存”。丛书的多位编集者在精选名著的基础上，着重“点评”，让读者认识到中医药学是我国优秀传统文化中的瑰宝，有利于读者在系统、全面的传承中，予以创新、发展。

清代名医程芝田在《医约》中曾说：“百艺之中，惟医最难。”特别是在一万多种古籍中选取精品，有一定难度。但清代造诣精深的名医尤在泾在《医学读书记》中告诫读者说：“盖未有不师古而有济于今者，亦未有言之无文而能行之远者。”这套丛书的“师古济今”十分昭著。中国医药科技出版社重视此编的刊行，使读者如获宝璐，今将上述感言以为序。

中国中医科学院

余瀛鳌

2017年8月

目录 | Contents

全书点评

《察病指南》为宋代医家施发所著，成书于宋淳祐元年（1241）。施氏以由博返约之法，著此脉学书，以贻子孙，后附有歌诀，易学易记，实为脉学理论、实践应用之启蒙书。

一、学术背景与主要内容

南宋之时，随着儒学的发展博向简转化，医学的简化之风也日趋扩展，无论是在本草、医方还是在脉学上，都崇尚“易简”之风，譬如风靡一时的《易简方》。彼时，在浙江温州地区形成了以陈无择为龙头，以《三因极一病证方论》为理论基石，以《易简方》为学术中心的永嘉医派。其代表医家陈无择主张从病人的脉象、临床表现入手，根据发病原因来治疗疾病，并且应用这些理论对方剂进行归类，使方药趋于简明、精要，为“永嘉学派”的产生、发展奠定了理论基础。

本书著者施发，生于光宗绍熙年间（1190—1194），即为永嘉医派之代表人物。字政卿，号桂堂。永嘉（今浙江温州永嘉县）人，生平不详。据《察病指南》自序：“余自弱冠有志于此，常即此与举业并攻，迨夫年将知命，谢绝场屋，尽屏科目之累，专心医道。”可知其青年时攻读医学并举子业，年长，弃科举专心医道，行医著书。另，施发除撰有本书外，还著有《续易简方论》6卷、《本草辨异》2

卷，其中《本草辨异》已佚。

《察病指南》全书分三卷，首有淳祐丙午（1245）赵崇贺序、淳祐乙巳（1246）良月赵与谂序、淳祐改元（1241）施发自序，及目录、序后记兼发卖《续易简方论》。卷后有识语，引《王叔和脉诀》论滑、实、弦、紧四脉，当施发所记。施氏取《灵枢》《素问》《太素》《甲乙经》《难经》诸家方书、脉书、诊法论著，“参考互观，求其言之明白易晓，余尝用之而验者，分门纂类，裒为一集”。本书最大的特点是承继永嘉医派的学术思想，以简明为要，切合实用。

卷上总论脉法，阐述脉的三部九候诊法及其与脏腑之间的配属关系，诊脉方法、五脏六腑和四季的平脉、病脉，辨三因以及定生死脉诀等27则；卷中为辨七表、八里、九道、七死脉及诊七表相承脉法等24种脉象的形象和主病；卷下主要论述伤寒、温病、热病、水病、消渴、泄泻、下痢、肠澼、咳嗽等21类病症的生死脉法，及妇人病脉、胎脉和小儿诸病的生死脉候11则。全书以脉诊为主，并有听声、察色、考味、舌诊等诊法，其内容扼要而系统。除此，施氏对古代诊法专著中述理欠明处，亦能参己意发明之。

该书最值得为人称道的是施发所作的33种“诸脉图影”，将脉的波状，绘于纸上，以脉影示意图来说明脉象的“体位”及“性状”。然古人言脉“心中了了，指下难明”，此种脉影，亦难于实际应用。但就脉学历史而言，此为我国现存较早的脉象图之一。

另，施发编撰此书沿用高阳生《脉诀》七表、八里、九道等名目为纲。此说后世颇有争议，譬如元·戴起宗《脉诀刊误·诊候入式歌》云“脉不可以表里定名也……黄、岐、越人、仲景、叔和皆不言表里……但七表八里九道果可以尽脉之数乎？《内经》曰鼓、曰搏、曰喘、曰横、曰急、曰躁。《仲景》曰卑、荣、章、纲、损，曰纵、横、逆、顺，岂七表八里九道之能尽也。然其名虽异，实不出乎阴阳。故脉当以阴阳察形，不当以表里定名。”

二、主要学术思想与特色

1. 简明实用，永嘉之风

永嘉医派最具特色的医学思想即追求简约、切合实用，追求将高深繁复的医学理论削繁以达知要之目的。施发作为永嘉医派的代表人物，所编撰的《察病指南》一书便体现了简便实用的鲜明特色。如卷上“诊暴病脉法”下云：“脉来急大洪直者死，细微者无害”，“诊病内外法”下云：“脉洪大者病在外，沉细者病在内”，又如“听声验病诀”下曰：“声悲是肝病，声雄是心病”等，其论述虽提及不多，但简明扼要，以临证需求为出发点，注重脉诊，因脉识病，因病辨证，切合临床实际，对后学者在临证时学习掌握无疑是大有裨益的。

2. 以图示脉，依图释脉

崔嘉彦《脉诀》自序云：“大抵持脉之道，非言可传，非图可扰，在乎心会而已矣”。故脉诊主要依靠个人的经验，需依赖人的感觉、判断和分析等多重功能，因脉诊随意性强，使得学习者难以指下真正体会、理解其真实内涵和形象特征。然施氏依切脉时指下的感觉凭想象描绘成33幅脉象示意图附于各脉脉名前，较诸文字描述更为直观，将原本属于触觉范畴的脉象得以在视觉上部分实现，使“言传”“图状”“心会”结合在一起。在当时历史条件下，脉象示意图是医家用语言文字对脉象作客观描绘的进一步发展，亦是解释脉象的一种企图做到客观化性质的方法，对说明、普及、推广脉学起到了积极的促进作用。

三、学习要点与注意事项

1. 本书以中国中医科学院图书馆馆藏日本正保三年（1646）中野小左卫门刻本为底本进行校注、点评。此底本为繁体字刻本，本次校注依1986年国家语言文字工作委员会公布的《简化字总表》改为简体字。

2. 对于底本中所涉俗字，如“竒”，即“奇”；异体字、讹别字等，此次整理时一律径改。

3. 书中脉图图形简单化。其脉图仅在一个圆形区域用不同的点和线或者象形图，通过对其进行不同的组合来表示相应脉象，如“弹石脉”是点与点的组合。此外，其圆形区域范围究竟是前臂脉管横切面或只是为了表示一个区域范围有待进一步研究。故读者应结合临床实践加以领会。

4. 限于时代技术等条件，古代医家所绘的脉图是示意性质的，具有文字依赖性。他们意图做到尽量表现客观形象（脉象），但实际还是凭经验体会所做的“比附”说解，在客观上是受很大限制的，亦可以说是意图客观而实际上并不是客观的。

5. 脉思渊微，脉理浩繁，但其中亦有规律可循，扣住纲领，万变不离其宗，以不变的纲领应乎万变的迹象与生理病理信息。作为医者务必要灵活运用，融会贯通，方可如指诸掌、指下有神。

庞境怡

2018 年 5 月

序一

能医人多矣，能使人皆能医人不多也。盖以医医人有限，以医教人无穷。

施桂堂察病证有书曰《指南》，考本草有书曰《辨异》，而《续易简》又有方有论。桂堂之心，使人人知有此书、此方、此论也。不特自能医人，且欲人莫不能医人。示碌碌[①]辈曰秘方，曰家藏方，小智自私，靳[②]不示人，心之广狭盖可见。

淳祐丙午正月中浣[③]澹齐赵崇贺书

---

① 碌碌(lù 录)：平庸无能。

② 靳(jìn 尽)：吝惜，不肯给予。

③ 中浣(huàn 换)：古代官吏中旬的休假日。

序二

七月既望[1]，祷雨获应。翌[2]日皂史[3]递诗筒来，睨[4]而视之，乃岘山施君为喜雨作也。语意伟健，有宰官[5]寻痛声之句，其知予忧民之忧者欤。越数日，又以裒[6]类医书出示，议论可观，非儒而医不能也。予未尝学医，未尝无活人之心，为邑[7]于斯，每访民间疾苦，思有以起其危，日夜懔懔[8]，用药不同而用心同，其相与勉之。

淳祐乙巳良月冀邸赵与谧书

---

① 既望：阴历十五为望，十六为既望，古时称“既望”之时间则较长，或指十四、十五至二十三、二十四之时段。

② 翌（yì 亿）：明（天，年）。

③ 皂史：指旧时衙门里的差役。

④ 睨（nì 逆）：斜着眼睛看。

⑤ 宰官：泛指官吏。

⑥ 裒（póu 抔）：聚集。

⑦ 邑（yì 亿）：旧指县。

⑧ 懔懔（lǐn 凛）：危惧的样子。

察病指南序

医之为学，自神圣工巧之外无余说，今人往往遗其三而主其一。一者何？切而知之谓之巧也。然亦曷[①]尝真见其所谓巧者，特窃是名以欺世耳。间有以活人自任者，又弊于医书之委[②]压，惑于议论之纷纭，无所折衷，每得其粗而不得其精。余自弱冠[③]有志于此，常即此与举业[④]并攻，迨[⑤]夫年将知命，谢绝场屋[⑥]，尽屏[⑦]科目之累，专心医道，取《灵枢》《素问》《太素》《甲乙》《难经》及诸家方书、脉书参考互观，求其言之明白易晓，余尝用之而验者，分门纂类，裒为一集，名曰《察病指南》。其间如定四季六脏平脉，与夫七表八里之主病，分见于两手三部者，亦本于圣贤之遗论，特推而广之，触类而补之，其他言之未甚昭著者，则附以己意发明之。盖将以贻诸子孙，非敢求

---

① 曷（hé 和）：何，什么。

② 委：积聚、积压。

③ 弱冠：古时以男子二十岁为成人，初加冠，因体尤未壮，故称做弱冠。《礼记·曲礼上》：“二十曰弱，冠。”孔颖达疏：“二十成人，初加冠，体尤未壮，故曰弱也。”后遂称男子二十岁或而二十几岁的年龄为弱冠。

④ 举业：应科举考试。

⑤ 迨（dài 代）：等到，达到。

⑥ 场屋：科举考试的地方，又称科场，引申为科举考试。

⑦ 屏（bǐng 秉）：除去，排除。

人之知也。年来疫疠盛行，病者不幸而招医，多见以阳病服丹、附者，悉殒于非命，岂惟不知脉并于证，而不知吁何惨哉！或者不察，乃曰吾取医之运耳，奚[①]暇问其学之精否。殊不知恃运以言医，虽幸而或中，而所丧亦多，求其万举万全者难矣。此余所以不敢自私，欲锓[②]梓以广其传，庶几与同志者共云。

淳祐改元九月立冬后四日永嘉施发政卿序

① 奚(xī 西)：疑问代词，相当于“胡”“何”。
② 锓(qǐn 寝)：雕刻书板。

卷上

十二经总括

左手寸口，手少阴心脏部，为帝王一云君主之官，属朱雀，南方丙丁君火，主血脉及暑。外候在舌，其神神，其志喜，其声笑一云言，其色赤，其臭焦，其味苦，其液汗，其音征，其卦离，其数七此成数也，其生数二，其变动为忧，其腑手太阳小肠。其积伏梁①，如臂连脐。

左手关上，足厥阴肝脏部，为尚书一云将军之官，属青龙，东方甲乙木，主藏血及筋、爪、风。外候在目，其神魂，其志怒，其声呼，其色青，其臭臊，其味酸，其液泣，其音角，其卦震，其数八此成数也，其生数三，其变动为握，其腑足少阳胆。其积肥气②，若杯覆左胁边。

左手尺内，足少阴肾脏部，为列女一云作强之官，属玄武，北方壬癸水，主藏精及骨、髓、齿、水湿、寒。外候在耳，其神志，其志

---

① 伏梁：心之积。生于心下脐下，固定不移，内裹大量脓血，病人或觉心下烦闷，时时吐血；亦有腹部疼痛，全身浮肿。此证难治，预后不良。

② 肥气：肝之积。生于左胁之下，有块肿起，边缘清楚，按之不移，久久不愈。

恐，其声呻，其色黑，其臭腐，其味咸，其液唾，其音羽，其卦坎，其数六此成数也，其生数一，其变动为栗，其腑足太阳膀胱。其支脉曰巨阳，其积贲豚[①]在脐下。

右手寸口，手太阴肺脏部，为将军一云相傅之官，属白虎，西方庚辛金，主藏气及皮毛、燥一云寒。外候在鼻，其神魄，其志忧，其声哭，其色白，其臭腥，其味辛，其液涕，其音商，其卦兑，其数九此成数也其生数四，其变动为咳，其腑手阳明大肠。其积息贲[②]，在右胁边。

右手关上，足太阴脾脏部，为大夫一云仓廪之官，属勾陈[③]，中央戊己土，主藏智、肌肉、劳倦、湿。外候在唇口，其神意，其志思，其声歌，其色黄，其臭香，其味甘，其液涎，其音宫，其卦坤，其数五此生数也，其变动为哕[④]，其腑足阳明胃。其积痞气[⑤]，在胃管，覆大如盘。

右手尺内，手厥阴命门部，属相火，一名神门，一名手心主，一名心包络，主藏心，与肾同气，男子以藏精，女子以系胞，其腑手少阳三焦。上焦其卦乾，中焦其卦艮，下焦其卦巽。

【点评】该书卷上开篇“十二经总括”以天干＋五行＋方位模式阐明左右手寸关尺脉的十二经归属和神志、方位、声音、色嗅

① 贲豚：肾之积。贲豚发作时，从少腹向上至心下，像豚奔走似地或上逆，或下行，无固定时间。日久不愈，则肾气日益亏损。

② 息贲：肺之积。位于右胁下，积呈覆杯状。若久延不愈，则有凛寒发热、喘息咳嗽，出现肺气壅塞等症。

③ 勾陈：星宿名，即今北极星，属土。《易冒》：“勾陈之象，实名麒麟，位居中央，权司戊日。”

④ 哕(yuě)：呕吐，干呕。

⑤ 痞气：脾之积。位于胃脘部，呈平扁圆形，覆盘状，延久不愈，则可发生四肢无力、黄疸等症。并因脾不运化，饮食不能营养肌肤而形体日见消瘦。

味、卦数等的配属以及主病。

此篇源于《难经·十八难》。左为阴，右为阳。足厥阴肝经、足少阳胆经属木，木者根生于地，枝叶长于天，故在关部。木能生火，肝胆之木，生属火之手太阳小肠经、手少阴心经，火炎之势向上冲冒，故心、小肠位于肝胆之上，配合在关以上的寸部。手少阴之君火，为尊在上部，手厥阴之相火，司职居下部，火能生属土的足太阴脾经、足阳明胃经，土主中宫，故脾、胃，配合在尺寸之间的中间。因手太阴肺经，属金，肺为诸脏上盖，其治在右边，故在右手寸口。手阳明大肠，属金，肺之腑，故随肺居上部。足少阴肾经、足太阳膀胱经属水，金能生水，水势向下流行，又最居于下，故肾、膀胱在关以下的尺部。由此，左右寸、关、尺脏腑分配，两手上举，掌心对面即形成一“∞”型五行相生循环。

为便于解释，依原文内容，列表如下：

三部	左	右
寸	手少阴心、手太阳小肠 （火）	手太阴肺、手阳明大肠 （金）
关	足厥阴肝、足少阳胆 （木）	足太阴脾、足阳明胃 （土）
尺	足少阴肾、足太阳膀胱 （水）	手厥阴命门、手少阳三焦 （火）

诊三部脉法

寸部法①天，主上焦，诊自头以下至心病也。

关部法人，主中焦，诊自心以下至脐病也。

尺部法地，主下焦，诊自脐以下至足病也。

【点评】三部脉法，诊法之一，诀虚实，断死生，全在总看。此诊法不以经络论，而以部位言。因切脉部位，寸在上，关在中，尺在下，故寸部主心以上(上焦)，关部主心下至脐(中焦)，尺部主脐以下(下焦)，即《内经》上以候上，中以候中，下以候下之意。

三部九候

三部者，上、中、下即寸、关、尺也，每部三候，各自分天、人、地。

上部天以候头角，上部人以候耳目，上部地以候口齿。

中部天以候肺，中部人以候心，中部地以候胸中。

下部天以候肝，下部人以候脾胃，下部地以候肾九候虽有数说，不如此说易晓，今亦难用，姑存之。

① 法：遵循。

王子亨[1]云：一位有三候，浮取之属阳，沉取之属阴，中得之为胃气，故无胃气则死。[2]

【点评】“三部九候诊法”，是受古代数术影响而形成的一种脉诊学说。有两种含义，①遍诊法，即《素问·三部九候论》，以头、手、足分别为上、中、下部，每部又分天、地、人三候，三而三之，合则为九，构建三部九候说，反映“人与天地相参”的整体观。因方法繁杂，故现在临床已不使用。②寸口诊法，即《难经》所提出寸口三部九候说，以“寸口”寸、关、尺三部，合之浮、中、沉为九候，以候人体上、中、下三部来观察全身病变。此法因其简便易行，至今仍为医家沿用。

左右三部六候

左寸，外以候心，内以候膻中其穴在两乳间。

左关，外以候肝，内以候膈中。

左尺，外以候肾，内以候腹中腹属下焦，右手尺中亦可候也。

右寸，外以候肺，内以候胸中三焦之所主也。

右关，外以候脾，内以候胃脘。

---

① 王子亨：王贶(1615)，宋代医家。考城(今河南兰考)人。曾拜南京(今河南商丘)名医宋道方学医，为其女婿，尽得其传。著有《全生指迷论》(世称《全生指迷方》)4卷，原方早佚，系从《永乐大典》辑出。

② 一位有三候……故无胃气则死：语出《全生指迷方·辨人迎趺阳九候五脏六腑脉法》。

右尺，外以候心主，内以候腰。

【点评】寸口脉脏腑配位的创立，是在天、地、人三部分类的基础上，根据脏腑在人体的位置及寸口诊脉部位的上下对应原则，结合部位阴阳属性的划分及同气相求的归类方法，推演而形成的诊察脏腑病证的诊断方法。其学说源自《难经》，后《脉经》将寸关尺的具体部位划分清楚，并完善了“寸口部”与脏腑的对应关系，引用《脉法赞》：“肝心出左，脾肺出右，肾与命门，俱出尺部。”提出一种适合诊断脏腑疾病的脉法。经高阳生《脉诀》后被广为流传。

六部分候脏腑的定位所体现的是脏腑气机上下升降和生克制化的规律。凭脉辨证本身包含两个意义：一是从整体脉象定出主病，如数脉主热证，浮脉主表证等。二是明确两手六部脉象之脏腑分属有别，从而直接联系到各分属脏腑之病变。而六部分候脏腑脉法的确立，使得两者间能相辅相成，更准确的凭脉辨证。

四季脉名

春弦谓端直，如弓弦也。

夏洪一云钩，谓脉如钩芒，来疾去迟。

秋浮一云毛，谓如鸿毛之轻举也。

冬沉一云营，一云石，谓其沉也。

【点评】四时常脉，因天地之气变化而起，因五脏气血相成而生。其形成以天地之气为先，以合天地之道。《难经·十五难》云："春脉弦者，肝东方木也，万物始生，未有枝叶，故其脉之来，濡弱而长，故曰弦。夏脉钩者，心南方火也，万物之所茂，垂枝布叶，皆下曲如钩，故其脉之来疾去迟，故曰钩。秋脉毛者，肺西方金也，万物之所终，草木华叶，皆秋而落，其枝独在，若毫毛也。故其脉之来，轻虚以浮，故曰毛。冬脉石者，肾北方水也，万物之所藏也，盛冬之时，水凝如石，故其脉之来，沉濡而滑，故曰石。此四时之脉也。"此为四时正常脉象的基本表现。

诊五脏四季常脉

春，肝脉微弦而长。一云弦细而长，一云弦长而软，一云濡弱而长。

夏，心脉洪大而散。一云浮大而散，一云浮洪而驶，一云洪而微实，一云浮大而洪长，一云洪大而长。吕广[①]云：非是，乃小肠脉也。

四季，脾脉娜娜[②]而缓。一云软大而缓，一云沉而濡长。三月、六月、九月、十二月各王一十八日。

秋，肺脉浮涩而短。一云微涩而短，一云轻虚以浮。

冬，肾脉沉滞而滑。一云沉濡而短，一云沉而紧实，一云沉细，一云沉实而滑，一云沉濡而滑。

---

① 吕广：三国时吴国医家，一作吕博。擅长于脉学，著有《玉匮针经》《金韬玉鉴经》等书，均佚。

② 娜娜：细弱的样子。

【点评】“春生、夏长、秋收、冬藏”为自然之常象，四时气候不同，人体五脏各有当旺之时。五脏气血盛衰当于脉中可见，故四时有不同的脉象变化。《素问·脉要精微论》云：“万物之外，六合之内，天地之变，阴阳之应，彼秋之忿，为冬之怒，四变之动，脉与之上下。”即是此意。

定四季六脏平脉

春，肝脉欲弦而长，心脉欲弦而洪浮，脾脉欲弦而缓，肺脉欲弦而微浮，肾脉欲弦而沉濡，命门脉欲弦而滑。

夏，心脉欲洪大而散，脾脉欲洪而迟缓，肺脉欲洪而浮涩，肾脉欲洪而沉滑，命门脉与肾同，肝脉欲洪而弦长。

秋，肺脉欲浮而短涩，肾脉欲微而伏，命门脉欲微而滑，肝脉欲浮而弦细，心脉欲浮而洪，脾脉欲浮而微缓。

冬，肾脉欲沉而滑，命门脉与肾同，肝脉欲沉而弦，心脉欲沉而洪，脾脉欲沉而缓，肺脉欲沉而涩。

【点评】人体是以五脏为中心的有机整体，五脏在适应自然界气候变化的过程当中，各有与本脏相通应的时令，而在与本脏相通应的时令里其功能活动旺盛，即肝气旺于春、心气旺于夏、脾气旺于长夏、肺气旺于秋、肾气旺于冬。如此，在每个季节里，活动旺盛的脏气反映于脉象，此为四季六脏平脉。《诊家枢要》云：“春三月，六部中俱带弦，夏三月，俱带洪，秋三月，俱带浮，冬三月，俱带沉……凡人腑脏脉既平，胃脉和，又应时脉，乃无病者也，反此为病。”

从现代科学的观点看，人体脉象呈现春弦、夏钩、秋毛、冬石的节律变化，主要是适应外界气温和气压变化的结果。只有识得季节性正常脉象才能正确掌握病理情况下所产生的病理性脉象。

定四季相克脉

春得秋脉者，死于庚、辛日谓金之克木也。

夏得冬脉者，死于壬、癸日谓水之克火也。

四季得春脉者，死于甲、乙日谓木之克土也。

秋得夏脉者，死于丙、丁日谓火之克金也。

冬得四季脉者，死于戊、己日谓土之克水也。

五脏相克所不可胜者为贼邪，其难治也，信矣。至于所可胜者为微邪，虽不治而自愈。王叔和《脉赋》乃云：春得脾而不疗，冬见心而不治，夏得肺而难救，秋得肝亦何疑。反以微邪为可畏者，何耶？及观《灵枢经》云：水动而火明，火炎而土平，土盛而金生，金盛而水盈。乃知叔和之说有所本。试即土盛金生言之，夫土气既旺，则生金以克木，使肝脏之脉弦而缓，是本脉尚存。脾或侵之，此所谓微邪不足虑，若本脉全无而独见脾脉者，斯足为害也。余脏可以类推。

诊五脏贼邪脉

东方角木，春肝木，畏金，遇肺金乘木大逆，八月死。

南方徵火，夏心火，畏水，遇肾水乘火大逆，十一月死。

中央宫土，脾土，畏木，遇肝木乘土大逆，二月死。

西方商金，秋肺金，畏火，遇心火乘金大逆，五月死。

北方羽水，冬肾水，畏土，遇脾土乘水大逆，六月死。

此即前四季相克脉也。前言其所死之日，此言其所死之月，故两存之。

【点评】上两篇施氏以天干+五行+纪日的模式根据五行相克规律推断出四季见相克脉的忌(或死)日、月。人之脏器喜所生，而畏所克。如春季木旺之时，其脉当弦，而见浮涩之肺脉，为金来克木，于庚、辛日、八月金旺之时死；夏季火旺之时，其脉当洪，而见沉细之肾脉，为水来克火，于壬、癸日、十一月水旺之时死；此四季，即季月，辰戌丑未之月(农历三、六、九、十二月)，皆土旺之时，其脉当迟缓，而见弦长之肝脉，为木来克土，于甲、乙日、二月木旺之时死；秋季金旺之时，其脉当浮涩，而见洪大之心脉，为火来克金，于丙、丁日、五月火旺之时死；冬季水旺之时，其脉当沉细，而见迟缓之脾脉，为土来克水，其在戊、己日、六月土旺之时死。

以上皆五行相克之理。然临证之时，须观形色、察审证，断脉中有无胃气，以断吉凶也。

诊四时虚实脉歌

春得冬脉只是虚，谓春脉弦，反得冬石脉，是肾水为木之母，从后来乘肝木之子，为虚邪。兼令补肾病自除母虚则补之。

若得夏脉缘心实，得夏洪脉，是心火为木之子，从前来乘肝木之母，为实邪。还应泻子自无虞。子实则泻之。

夏秋冬脉皆如是，在前为实后为虚。春中若得四季脉，不治多应病自除。四季缓脉，是脾土，为木之妻，不胜于夫，为微邪，虽不治而病自愈。

【点评】《难经·五十难》云："从后来者为虚邪，从前来者为实邪，从所不胜来者为贼邪，从所胜来者为微邪气。"又《难经·六十九难》曰："虚则补其母，实则泻其子。"故若春（应肝脉）得沉石之肾脉，五行水能生木，母来生我也，谓之从后来之虚邪也。虚则补其母，谓补肾水以生肝木，其病自除。若春得夏令洪大之脉，木能生火，母去生子也，为从前来之实邪。实则泻其子，谓泻其心火自愈，故虽病而无虞。若春中得四季脾土之脉，为微邪，木胜土，我克彼，故不治而愈。夏秋冬三时，仿此而推。

下指轻重法

凡诊候安神靖[1]气，男先诊左手，女先诊右手。将中指揣[2]得关位，却以第一指着寸部，令彻骨渐徐举指。关、尺部皆然。此先重而后轻也。《活人书》云：先浮按消息之，次中按，次重按。此先轻而后重也，亦得。

【点评】诊脉时间以清晨为佳，因清晨病人体内外环境都比较安定，气血平静，脉象最为标准，且易反应气血、脏腑的病脉。具体操作之时，限于条件，须诊脉前，注意安静，调匀呼吸则气血均匀平静即可。

此外，诊脉时医者先以大拇指按定病者的腕后高骨，再以中指按高骨内侧，与大拇指对冲，以定关位，后分用食指按于关前以取寸部，用无名指按于关后以察尺部。因五脏部位有高下，故应指有深浅，随指法轻重不同，辨别五脏疾病。古人曾以豆的重量来比喻指力轻重，《脉经·持脉轻重法》载："初持脉，如三菽之重……为肺部也。如六菽之中……心部也……"此为临床切脉常用的举、按、寻的基本方法。

---

① 靖：古同"静"，静止。
② 揣(chuǎi)：估量，忖度。

诊五脏动脉法

脉来五十动一止者，五脏六腑受气足，其人无病。

脉来四十动一止者，一脏无气，谓肾气先尽也，其人后四年春草生时死。

脉来三十动一止者，二脏无气，其人后三年谷雨至时死。

脉来二十动一止者，三脏无气，其人后二年桑椹赤时死。

脉来十动一止者，四脏无气，其人后一年草枯时死。

脉来五动一止者，五脏无气，其人后五日死。

王叔和云：脉来四动一止八日死，三动一止六七日死，两动一止三四日死。别本云：但此止者，非结脉促脉之止也。此是代脉之止也，至于代脉，非达人者难窥者乎。

【点评】“一脏无气”，即肾，据《难经·十一难》云：“故知一脏无气者，肾气先尽也。”后人以五脏深浅排列加以推论，“二脏无气”指肾肝；“三脏无气”指肾肝脾；“四脏无气”指肾肝脾心；“五脏无气”指肾肝脾心肺。

此论述主要依据代脉的间歇率判断疾病的预后，即代脉间歇率越高，死亡率越高，死期越近，基本合乎临床实际。然文中标注的具体日数、年数，不可拘泥。

诊六腑平脉法

左手寸口，手太阳小肠，脉洪大而紧一云洪大而长。为受盛之官，名受盛之府。

左手关上，足少阳胆，脉弦大而浮一云大而浮，一云乍数乍疏，乍短乍长。一云乍大乍小、乍短乍长。其与祟脉无异，何以区别？两手三部皆然方为祟脉，今独左手关部如此，则谓之胆脉可也。为中正之官，名清净之府一云中精之府。相火胆与风木肝合脉，急则为惊。

左手尺内，足太阳膀胱，脉洪滑而长。为州都之官，名津液之府。寒水膀胱与君火肾合脉，急则为瘕。

心脉居午，谓之君火宜也。今肾脉居子，亦谓之君火，何义？命门脉为心主，居亥谓之相火宜也。今胆脉居寅，亦谓之相火，又何耶？及观《内经·天元纪大论》篇，鬼臾区曰：子午之岁，上见少阴，巳亥之岁，上见厥阴、少阴所谓标也，厥阴所谓终也，厥阴之上，风气主之，少阴之上，热气主之，少阳之上，相火主之。而释者谓午亥之岁为正化，子巳之岁为对化。由此言之，则心肾皆可言君火，以其热气主之也。厥阴既主风气，而手厥阴命门不当以相火言。少阳既主其相火，则胆与三焦为相火明矣。

右手寸口，手阳明大肠脉浮短而滑一云短而涩。为传道之官，名传道之府。

右手关上，足阳明胃脉浮长而涩一云浮大而短。为仓廪之官，名水谷之府。燥金胃与湿土脾合。

右手尺内，手少阳三焦脉洪散而急。为决渎之官，名外府。

【点评】随着经脉—脏腑学说的构建以及命门学说的发展，六部分候在后世脉学发展中存在较大的争议，主要集中在对六腑的分候。

历代六部分候代表性观点一览表

学说来源	寸		关		尺	
	左	右	左	右	左	右
秦汉《素问》	心 （膻中）	肺 （胸中）	肝 （膈）	脾 （胃）	肾 （腹中）	肾 （腹中）
秦汉《难经》	心 （小肠）	肺 （大肠）	肝 （胆）	脾 （胃）	肾 （膀胱）	心包 （三焦）
晋《脉经》	心 （小肠）	肺 （大肠）	肝 （胆）	脾 （胃）	肾 （膀胱）	肾 （三焦）
元《诊家枢要》	心 （小肠）	肺 （大肠）	肝 （胆）	脾 （胃）	肾 （膀胱）	命门 （心包、三焦）
明《景岳全书》	心 （心主）	肺	肝 （胆）	脾 （胃）	肾 （膀胱、大肠）	肾 （三焦、命门、小肠）
清《医宗金鉴》	心 （心包）	肺 （胸中）	肝 （胆）	脾 （胃）	肾 （膀胱、小肠）	肾 （大肠）

由表可知，大、小肠的分候具有明显的时代特征；明以前，大、小肠候于两寸，明清时期，大、小肠候于两尺。针对心包主要有三种观点：一是《难经》为代表，将心包归于右尺；二是以张介宾、吴谦为代表，将心包与心一起归属于左寸；三是以高阳生《脉诀》为代表，未列心包之所归。对于三焦，则主要有以下三种观点：一以《难经》为代表，将三焦归于右尺；二以王叔和、李时珍为代表，将三焦分为上焦、中焦、下焦，分别归于寸、关、尺三部；三是以高阳生《脉诀》为代表，将三焦经归于右尺部，三焦腑分为上、中、下三部分别候于寸、关、尺。此处，施氏沿用《脉诀》之说。

以上说法虽见解各异，但其基本精神，据上以候上、中以候中、下以候下原则而来。目前一般多以“左心小肠肝胆肾，右肺大肠脾胃命。”最为常用。因脉为脏腑阴阳气化之反映，分候脏腑，对探知病情具有一定作用。然临床应用，应以实际经验为准，可从则从，不可从不必强从。此外，值得注意的是，寸口部寸关尺分配脏腑，其所候的为五脏六腑之气，而非脏腑之脉出于何部。

脉息大数

人一呼一吸，脉各行三寸，此一息也。一日一夜一万三千五百息，荣卫行阳二十五度，行阴二十五度，[①] 为一周[②]也，复会于手太阴。

【点评】此篇所涉“三寸、二十五度”等数据，以及“脉行五十周于身”的说法，源于《灵枢》的《卫气行》《五十营》《营卫生会》等篇，体现了“天人相应”的思想。昼夜之间，太阳绕黄道一周，历经二十八星宿。太阳每行一星宿，在这样的一个时段，即每昼夜百刻制的1/28。分布在人体的上下左右前后共二十八条经脉，与二十八星宿相对应，人体气血沿经脉循环运行1.8周。$28 \times 1.8 = 50.4$周，而余数不计。

① 荣卫行阳二十五度，行阴二十五度：阳，指白天；阴，指黑夜；二十五度指营卫昼夜各循行的周次。详见《灵枢·营卫生会》。

② 一周：营卫在一昼夜中循环五十周次，总称一周。

五十周重又会合于手太阴，太阴于寸口位，是五脏六腑气血循环的起止点，这也是诊法独取寸口的原因。

诊五脏脉诀

轻手于皮肤得之者，肺也；至肌得之者，心也；至肉得之者，脾也；至筋得之者，肝也；至骨得之者，肾也。

【点评】本篇源自《难经·五难》，以切脉指力轻重以候脏腑盛衰。因肺位最高，主皮毛，故轻手于皮肤以候肺脉；心居肺下，主血脉，故稍重按至肌以候心脉；脾在心下，主肌肉，故重按至肉以候脾脉；肝在脾下，主筋，故重按至筋以候肝脉；肾位最下，主骨，故须重按至骨以候肾脉。

男女反脉

男子阳脉常盛，阴脉常弱；女子阳脉常弱，阴脉常盛。男得女脉为不足，病在内当作虚医；女得男脉为有余，病在外谓在四肢，左得之病在左，右得之病在右，当作实医。男子生于寅，寅为木；女子生于申，申为金。故男脉在关上，女脉在关下。三阳从地生，故男子尺脉沉也；三阴从天生，故女子尺脉浮也。

【点评】基于先天禀赋和后天劳动所限，女子脉象较男子常多濡弱，脉搏的至数比男子稍快些，且男子寸强尺弱，女子尺强寸弱。

观人形性脉法

人长则脉长，人短则脉短，人肥则脉沉一云脉厚，一云脉细而实，人瘦则脉浮一云脉急，一云脉大而长，人壮脉欲大，人弱脉欲小，反者为逆。形盛脉细，少气不足以息者死；形瘦脉大，胸中多气者死。老人脉微，微阳羸阴者平一云脉濡而缓。妇人脉当软弱于丈夫，小儿四五岁，脉实，自駃[1]，呼吸八至一云幼人脉数而壮。性急脉急，性缓脉缓。

【点评】人之高矮肥瘦，体质强弱之别，脉亦随之有异。《景岳全书》云："持脉之道，须明常变，凡众人之脉，有素大、素小、素阴、素阳者，此其赋自先天，各成一局也。"故诊脉时应注意体质特征，临床上尤为重要。

察平人损至脉法

凡一呼一吸为一息，一呼脉再至，一吸脉再至，是一息之间脉四至并五至，不大不小，不短不长，是为平人之脉也。

---

① 駃(kuài 块)：通"快"，迅疾。

一呼一吸脉不及四至者曰缓一云气虚，其人少气；三至者曰迟一云损，其人可治；二至者曰败一云寒，其人难治，延时而死；一至者曰息，其人虽行，方当着床待时而死。此为阴病之损脉也，故曰阴病脉迟。

一呼一吸脉六至者曰数一云离绝，为始得病；七至者曰极一云无魂，八至者曰脱一云夺精，一云无魄，九至者曰死，十至者曰墓一云困。沉细者困[1]在夜，浮大者困在昼。十一、十二至者曰死一云绝魄，一云命倾。沉细夜死，浮大昼死，此为阳病之至脉也，故曰阳病脉数。

【点评】此篇源于《难经·十四难》。论述脉学中依据呼吸之间的脉动与“损至”的关系来判断疾病的发展趋势及预后。“损”，减损，有虚、亏之意，为阴独盛，损脉指的是脉率过缓的病脉；“至”，臻至，有极、大之意，为阳独盛，至脉指的是脉率较频的一类脉。然“至”本指脉气到来时的搏动的气势，故至脉还指一呼再至的平脉。

诊暴病脉法

脉来急大洪直者死，细微者无害。

① 困：指热盛，使病人困倦，病势趋于危急，因一呼一吸之间，脉跳动十次，可见热甚已极，耗伤阴液，由阴虚而陷于困倦，故困。

诊祟脉法

脉来乍大乍小，乍短乍长，为祸祟别本云：右尺洪大为祟脉，寸尺有脉，关中无脉，为鬼病。

【点评】祟脉亦名邪脉、鬼脉，现已极少使用此脉象名称。首见于晋·王叔和《脉经·平杂病脉》云："脉来乍大乍小，乍长乍短者，为祟。"

诊病内外法

脉浮大者病在外，沉细者病在内。

诊癥病脉法

左手脉横[①]，癥[②]在右，右手脉横，癥在左。脉头大者脐上，脉头小者脐下。

① 脉横：指脉搏指有力。
② 癥：指有常形有常位的有形之病。

诊候约法

浮为风为虚，沉为湿为实。迟为寒为冷，数为热为燥。洪为惊为痫一云数为虚为热，滑为实为下。

又云：风则脉浮，寒则脉紧。中暑则脉虚而滑，中湿则脉细而涩《活人书》云：脉沉缓为中湿，脉细者非也，伤于阴则脉沉，伤于阳则脉浮。

辨杂病脉吐汗温利可否法

弦紧者可下，弦迟者宜温，紧数者宜汗。脉微者不可吐，虚细者不可下，沉微者不可汗。

人迎气口脉

人迎脉在左手关前一分其穴在结喉两旁，同身寸之一寸五分，脉动应手者是也，诊之以候六淫。浮则为风，紧盛则伤于寒。

气口脉在右手关前一分，诊之以候七情。浮则为虚为气，紧盛则伤于食。

【点评】人迎气口脉法首见于《内经》，较为详细的论述见于

《灵枢·禁服》和《灵枢·终始》两篇，以“人迎脉主外感，气口脉主内伤”。而对于人迎诊脉的位置后世医家有着较大的分歧。①源于《内经》，即结喉两旁足阳明胃经之动脉为人迎脉；②源于《脉经》，以手太阴肺经左寸口作为人迎诊脉处，右寸口作为气口诊脉处。后世不察，继承《内经》人迎脉、气口脉的主病，套用《脉经》的部位。自《备急千金要方》后，众多医家宗之，均以左寸脉为人迎，主外感；右寸脉为气口，主内伤。

辨三因

寒、暑、燥、湿、风、热谓之六淫，属外因。

喜、怒、忧、思、悲、恐、惊谓之七情，属内因。

疲极筋力，尽神度量、饮食饥饱、叫呼走气、房室劳逸、金疮踒[1]折、虎狼毒虫、鬼疰[2]客忤[3]、畏压溺等，为不内外因。

陈无择[4]云：凡诊须识人迎气口，以辨内、外因，其不与人迎气口相应，为不内外因。所谓关前一分，人命之主也。

---

① 踒(wō 窝)：扭伤。

② 疰(zhù 注)：病名。隋唐前的文献中，多称“注病”，唐、宋以降，则多称“疰病”。是古代人们对一类当时未知病因便误认为鬼魅邪毒之气转相侵注的疾病，其中包括有部分传染病、地方病、精神病及寄生虫病等。

③ 客忤：忤，触犯、触冒之意。客忤，首见于《肘后备急方》：“客忤者，中恶之类也。”后《诸病源候论·中恶病诸候》云：“卒忤者，亦名客忤，谓邪客之气，卒犯忤人精神也。”也指因小儿神志脆弱，易受到惊吓而惊厥抽搐，又因风痰相搏，可继发吐泻、腹痛等症。

④ 陈无择：名言，字无择。宋处州青田(今浙江丽水)人。精于方脉，著《三因极-病证方论》。为永嘉医派奠定了学术基础，为永嘉医派创始人。

【点评】陈无择三因学说源自《内经》《金匮要略》，将疾病按病源分为“外感六淫”“内伤七情”及“不内外因”。此外，陈氏将此与脉法有机地结合。因寸口脉的关前一分分别称为人迎与气口，候左之人迎诊外感之脉变，以辨外因；候右之气口诊内伤之脉变，以辨内因；若与人迎、气口均不相应，则为不内外因。此种分类方法将相关脉象与病因结合起来，既丰富了脉学理论，又为学者提供了脉学纲纪。

临证之时，虽不可绝对地以左右手区别外感与内伤，但常可见及左右两脉出现大小强弱不等的情况，可传达身体内部病变的信息。

定生死诀

阳病得阴脉者死，阴病得阳脉者生。脉病人不病者死名曰行尸，人病脉不病者生为内虚尸厥。既有人病而脉不病者，直是息数脉与相应者可治也。《难经》云：然人形病脉不病，非有不病者也，谓息数不应脉数也。《脉经》云：病人得健脉，名曰卧尸。《脉诀》云：病人脉健不用治。夫人病脉不病者，安有是理？当如《难经》之说，谓息数不应，脉数者是也。人之初病，脉非数则迟，必此等脉可生。若健脉则急大洪直，与形证相反者，断不可治。

【点评】脉象与证候，为病邪侵袭机体之反应，有某种证候，应现某种脉象，脉证一致称之为顺，脉证相反，称之为逆。如病属阳证，脉应洪数滑实，是谓脉证相符，为顺；若脉反见沉细微弱，是脉证相反，为逆。但在个别情况下，如素体虚弱，再受病邪，致机体功能受损，无法正常反映病理变化，而使脉证不能相应。如阴证见阳脉，虚证见实脉。临床见此情况，须四诊合参，弄清真实情况，脉反映了病本，症不明显，要舍症从脉；症反映了病本，脉不明显，要舍脉从症。如此，方能正确立法用药。

下指疏密法

凡诊视其臂长则疏下指，臂短则密下指。古人身长其臂亦长，故寸部占九分，关尺部各占一寸，三部共二寸九分。今人身短其臂亦短，有三部共不及二寸者，若依古法诊之，则头指诊在关部，次指诊在尺部，第三指诊在闲处，如何知病之所在？今但以高骨为准，逐一指诊，指其部位，不必拘九分一寸之说，庶几可也。

【点评】人体是一个密不可分的有机整体，脉亦应是连续不可分隔的一个对应区域。因人有高矮胖瘦、年长年幼、臂之长短之分，医者又有手指粗细之不同。故临床实际操作时，医者依自身中指指腹粗细在首定关位后，合理布指。若医者当一指腹不能布满关位时，可上下移动诊之，当心中明了所诊脉位与病人身体部位的对应关系。

卷 中

辨七表八里九道七死脉

【点评】由于脉象繁多，不易掌握，前人便考虑执简驭繁之法。汉张仲景以阴阳为纲，分大、浮、数、动、滑为阳脉；沉、涩、弱、弦、微为阴脉。崔嘉彦以《难经》的浮、沉、迟、数四脉为大纲统括诸证。滑伯仁主张以浮、沉、迟、数、滑、涩六脉统辖各脉，以浮沉候部位，以迟数候至数，以滑涩候性状。高阳生《王叔和脉诀》以“七表”“八里”“九道”归类脉象，七表脉属阳主表病，八里脉属阴主里病，而九道脉相当于半表半里之症，此分法，后世多有异议，可参戴起宗《脉诀刊误》。

施发《察病指南》中沿用“七表”“八里”“九道”分类法。但书中首次以六部分候的角度论述脉象主病，共举例“七表”“八里”中的15种脉象在左寸、左关、左尺、右寸、右关、右尺六部的对应病症。其实质是在高阳生《脉诀》的基础上对脏腑与诊脉部位之间的进一步阐述。另，书中对单脉和兼脉分别进行了详细说明，“九道脉”与大脉则只论述了脉象所主病候，而未分部位，数脉则分为寸、关、尺三部进行叙述，未区分左右手。

七表脉

七表脉属阳，浮、芤、滑、实、弦、紧、洪也《秘宝》以洪、大、浮、数、紧、动、滑、实为阳，《伤寒论》以大、浮、数、动、滑为阳。

浮脉

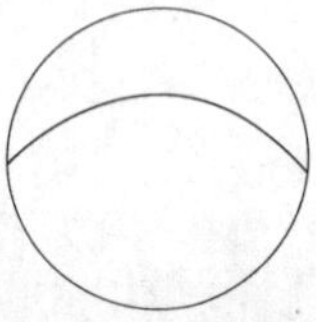

浮脉，指下寻之不足，举之有余，似水上浮物，以手按之虚散，举之有力，故名曰浮也浮为在表，主风，虚乏短气。

左手寸口脉浮，主伤风、发热、头痛、目眩及风痰。

左手关上脉浮，主胃虚、腹胀、小便难肝脉本微弦而长，今见浮脉，周氏云：主胃虚腹胀，乃是胃经受病，何也？黄帝云主小便难，乃是膀胱经受病，又何也？岂肝脉从小腹上挟胃而然耶；浮大而实，主眼目昏痛，溢①关与寸口相应，主目眩、头重、筋疼；浮洪盛大，主筋脉缓弱，身体无力；浮大而长，主风眩、癫疾。

左手尺内脉浮，膀胱受风热，主小便赤涩；浮而紧，主耳聋及淋闭；浮而大，为阳干阴，溺则阴中痛；浮而数，主小便频并热淋。

右手寸口脉浮，肺感风寒，主咳嗽、气促、鼻塞、清涕、冷汗自出、背膊劳强、夜卧不安浮本肺脉，但全浮则为病，如浮涩而短，斯为平脉也；浮而实，主咽门干燥，伤损有疮痈；浮短，为肺伤，为诸气；浮滑，为走刺；浮缓，为皮肤不仁，风寒入肌肉；浮紧，为肺有水。

---

① 溢（yì 亿）：超出。

右手关上脉浮，脾气不足、腹满不饮食、食不消化、积热在胃中；浮滑而疾速者亦然；浮缓，不思饮食；浮而实，脾胃虚，主消中，口干饮水，多食亦饥；浮大而涩，为宿食滞气；浮滑，为饮；浮细而滑，为伤饮；浮而微则伤客热邪风，主病寒热去来，进退不定。

右手尺内脉浮，大肠受风热，主大便秘涩，客热在下焦；浮数，主大便坚大肠虽肺腑，居下焦。寸关脉浮而疾，名阳中之阳，主头痛；尺寸俱浮，主患气，俱浮而滑，男子疝瘕，妇人有孕，或月闭不通；浮滑疾紧，为百合病①。

趺阳脉浮虚者浮为风，为虚风，脉则指下浮有力，虚脉则指下浮而无力。

【点评】浮脉是以轻取即得、脉位浮浅为主要特点之脉。临床诊察浮脉，主要从有力、无力分辨。浮而有力，多因风、寒、痰、热等病邪在经脉肌表的部位，邪袭肌腠，卫阳抵抗外邪，脉气鼓动于外，故脉浮，且有力。浮大无力，常为气血虚损，虚阳外越。

芤②脉

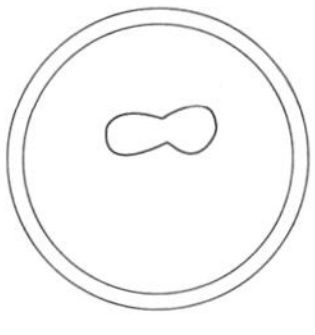

芤脉，指下寻之，两头即有，中间全无。其脉浮大而软，按之中央空两边实，喻似指按芤草叶。芤叶即葱类，中心空虚，故名曰芤也主失血。

左手寸口脉芤，主吐血，微芤者，衄血。

左手关上脉芤，主腹内作声有瘀血，亦主吐血眼暗。

---

① 百合病：是以主治药物百合而命名，多由病虚体弱，复受精神刺激导致，以阴虚内热、精神不定为主要症状。

② 芤(kōu 抠)：葱的别名。芤脉，脉形如葱叶，大而中空。《本草纲目·菜·葱》："芤者，草中有孔也，故字从孔，芤脉象之。"

左手尺内脉芤，主淋沥，小便赤或有血。

右手寸口脉芤，主胸中积血瘀血。

右手关上脉芤，主腹内暴痛，肠胃内有痈积、瘀血《活人书》云：主大便血。

右手尺内脉芤，主大肠血痢或下血。

【点评】因失血过多，血量骤然减少，营血不足，无以充脉，或津液大伤，血不得充，血失阴伤则阳无所附而散于外，故见芤脉。

滑脉

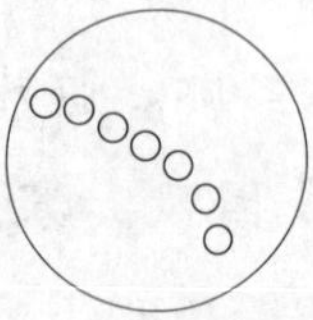

滑脉，指下寻之，三关如珠动，按之即伏，不进不退，或云往来流利，按如动珠子而有力，替替然①与数相似，故名曰滑也主吐逆。

左手寸口脉滑，心藏热；滑而实大，心惊、舌强。

左手关上脉滑，肝藏热，上连头目为患；滑散为瘫，缓滑而浮散者有风。

左手尺内脉滑，肾与膀胱俱热，主小便结涩、淋沥，茎中痛，尿色赤；又滑为风，多血少气，少气则四肢困疲瘦疼，多血则疼痛小便赤；滑而弦主腰脚痛，滑而弱，主阴中痛。《脉赋解义》云：男子尺部见滑，主膀胱冷气缠聚，小腹急胀，便漩②利数，两胁胀满，直以滑脉主冷，亦未可，当如弦脉说。

右手寸口脉滑，阳气盛实，主呕逆，滑而实，肺脏大热，主毛发干焦、胸膈壅滞、聚气为痰、头目昏重、涕唾稠粘、咽中干燥、疼

① 替替然：连续不断貌。
② 漩（xuán旋）：回旋的水流。

痛，或时咳嗽。

右手关上脉滑，脾脏热，主口臭恶气，喘息粗大，胃脘先受寒气，变为热实，饮食不下，下则吐逆，病脾风疝[1]。滑实为胃热。滑而大小不匀，必吐，为病进，为泄利。

右手尺内脉滑，下焦有实热，渴而引饮，饮冷过度，脐似冰冷，腹鸣时痛，或下痢，妇人主血气实，经月不通然而尺脉滑者亦本形也。《脉赋解义》云：尺脉滑，主胞络极冷，女经不调，则以滑为阴脉也。和缓，为妊娠；滑而浮，大小腹痛；滑而弱，大便痛；滑为鬼疰，滑数为结热，滑为痰逆。

趺阳脉滑者，胃气实。

【点评】痰食内滞、邪气壅盛，气实血涌，往来流利，鼓动脉气，则脉来应指滑利。妇人无病而见脉滑，应考虑是否有妊。另“趺阳脉滑者，胃气实。”因趺阳脉所候为阳明经之气血，趺阳脉滑即是胃气充足、气血充盛的体现。由此可知，人体无论“人迎”“寸口”，亦或“趺阳”诊得滑脉均提示胃气充足，人体正气不衰。

实脉

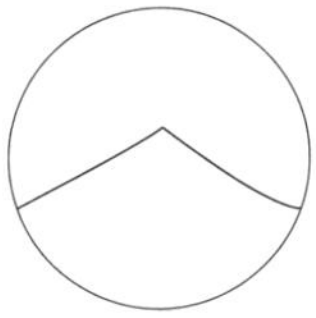

按之洪大、牢、强，隐指[2]愊愊然[3]，故名曰实也。

主病在内

左手寸口脉实，胸中热甚，及生寒热；实而大，主头面热风所攻，心中躁闷，身上疼痛，面色赤；实大而滑，主舌

---

① 脾风疝：古病名。《素问·刺逆从论》：“太阴有余，病肉痹、寒中；不足，病脾痹，滑则病脾风疝。”张志聪注：“太阴脉滑，则土邪有余。脾风疝者，即㿗肿重坠之属，脾在湿也。”

② 隐指：指重取法，与实脉取法不合，《濒湖脉学》改作“应指”，为确。

③ 愊愊然（bì 必）：坚实之象。

强、心惊，语话艰难。

左手关上脉实，主腹中切痛；实而浮大，肝气盛，主眼目赤痛昏暗。

左手尺内脉实，主小腹满痛，小便涩；实而滑，主淋沥茎中痛，尿色赤；实而大，膀胱热，主小便艰难不通；实而紧，主腰痛。或本云：实紧，胃中有寒，若不能食，时时利者，难治①。

右手寸口脉实，主上焦热；实而浮，是热乘肺脏，咽门干燥，伤损有疮痈，及主气寒喘咳。

右手关上脉实，脾脏虚弱，饮食减少热气蒸脾虚也，反胃气壅滞；实而浮，脾家热，主消中，唇口干燥，饶饮水浆，食多不饱，四体劳倦。陈无择谓：实而紧为胃寒，然二脉虽属阳，实脉则主热痛，紧脉则主寒痛，今二脉俱见，谓之主胃寒，恐非也。

右手尺内脉实，主忽下痢。此则热痢，黄帝《脉经》于关部之脉实，腹满寒疝，下痢。夫其阳脉如何主寒疝，必传之讹也。今下痢移于尺部，属下焦也。

【点评】三部脉举按皆有力，为实脉。正盛邪实，邪正相搏，气血壅盛，故脉搏动有力。

弦脉

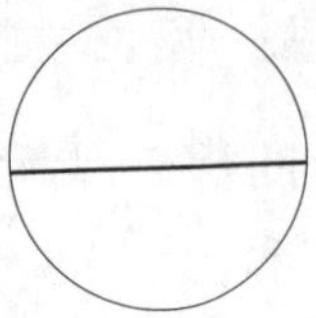

弦脉，劲急如张弓弦，故名曰弦也。《脉经》以为表脉，则属阳，《伤寒论》以为阴，《脉赋解义》亦云：弦滑之脉，虽属于七表，皆主于阴。数说不同，当如《活人书》说，若弦而洪数者为阳，弦疾而沉且微细者为阴，主拘急。

① 实紧……难治：语出《脉经·平杂病脉》。

又巢元方、王子亨①以弦为虚，主拘急。

左手寸口脉弦，主头疼有心气，心胸中急痛，及心悬②如人大饥之状，主劳气发作乏力，多盗汗，手足痠痛。

左手关上脉弦沉，主患痃癖③痃者悬也，以悬于心下，或左或右或中也。癖者侧也，其气在于脐胁之侧，或上下左右也。弦而紧者，胁下痛，为恶寒，为疝瘕，为瘀血；弦小者为寒癖。

左手尺内脉弦，主小腹急满痛，弦而滑，主腰脚痛。

右手寸口脉弦，主皮毛枯槁。

右手关上脉弦，主胃中寒，有宿食及饮。

右手尺内脉弦，主小腹中拘急，下焦停滞水积；弦数，为劳疟；双弦，胁急痛，弦长，为积；弦急，中风热。急者紧也，弦紧多主寒，此言中风热何也？

【点评】弦脉端直而长，脉势较强而硬。邪气犯肝，肝疏泄失司，气机瘀滞，或痰饮内阻，或经脉不通而痛，脉气皆因此而紧张，则出现弦脉；若虚劳内伤，中气不足，肝病乘脾，亦见弦脉。

紧脉

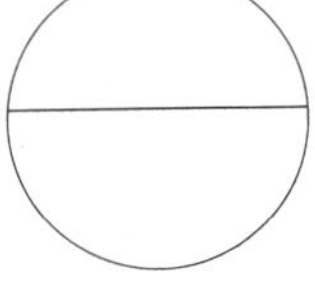

紧脉，按之实数，似切绳④状，来疾而有力，故名曰紧也主痛。

左手寸口脉紧，主头痛；紧而沉，心中气逆冷痛。

---

① 亨：原作“享”，据文义改。

② 心悬：病证名，心悸动之证。《素问·玉机真脏论》：“其不及则令人心悬如病饥，中清，脊中痛，少腹满，小便变”。

③ 痃癖：病名，见于《外台秘要》。与积聚相类似，即脐腹部或胁肋部出现的积块。其病因主要有气滞、痰结、血瘀。

④ 切绳：按如拉紧的绳索。

左手关上脉紧，主心下苦满，热及心腹痛，筋脉拘急，主风气伏阳上冲，化为狂病；紧而实主患痃癖。

左手尺内脉紧，主脐下及腰脚痛。

右手寸口脉紧而沉滑，肺气实，主咳嗽。

右手关上脉紧，主脾中痛，胁肋下拘急，欲吐不吐，干呕气逆，冲昏闷盛；紧者腹胀，紧而滑者，为宿食，为蛔动，为吐逆。

右手尺内脉紧，主下焦疼痛。

紧而长过寸口者，为疰病；紧而急者，为遁尸①；紧而数者，寒热俱发，下之乃愈；尺寸俱紧而数，其人中毒吐逆。

【点评】寒主收引，受寒则脉道收缩而拘急，故见脉紧脉；痛症多因寒邪所致，故亦多见紧脉。

洪脉

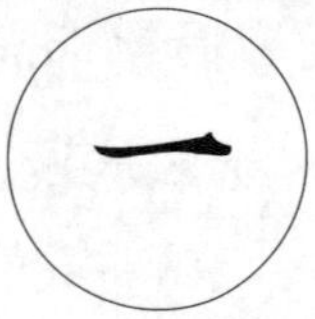

洪脉，极大，在指下举按满指，或云来大去长，故名曰洪也主热。

左手寸口脉洪，主头痛，胸膈胀满、烦热。

左手关上脉洪，肝脏热，及四肢浮热，遍身疼痛。手足本属脾部，今四肢浮热，乃见肝部则知关脉主中焦病，故肝脾俱可候也。

左手尺内脉洪，膀胱热，主小便赤涩而脚酸疼。

右手寸口脉洪，主毛发干焦，涕唾稠粘，咽喉干燥；洪而紧，为喘急。

右手关上脉洪，胃中积热，主翻胃、大吐逆，口干；洪而紧，为胀。

① 遁尸：病名。指一种突然发作、以心腹胀满刺痛、喘急为主症的危重病证。

右手尺内脉洪，主大肠不通，燥粪结涩。

洪大为伤寒、热病；洪实为癫；洪紧为痈疽；洪浮为阳邪来见为祟；洪大紧急，病在外，苦头痛、发痈肿。别本云：三部俱洪，三焦俱热①。

【点评】内热充斥，热盛血涌，脉道扩大，故脉洪。

八里脉

八里脉属阴，微、沉、缓、涩、迟、伏、濡、弱也。《秘宝》以微、沉、缓、涩、迟、伏、软、弱为阴，《伤寒论》以沉、涩、弱、弦、微为阴。

微脉

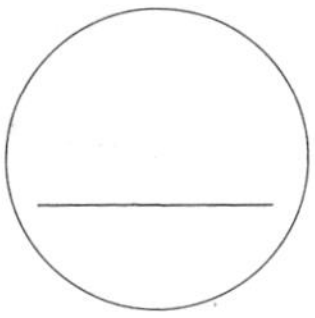

微脉，指下寻之若有若无，极细而浮软，往来如秋风吹毛而无力，故名曰微也主气痞。

左手寸口脉微，心脏虚，多忧惕②，寒热更作，寒气上侵心胸，痞结，阳不足，恶寒，虚劳盗汗；微而浮弱，心中寒。

左手关上脉微，心下气满、郁结，目暗生花，四肢拘急。

左手尺内脉微，主败血不止、男子溺血、女子崩血，久为白带。

右手寸口脉微，上焦寒气、痞结，微弱为少气、中寒。

右手关上脉微，胃中寒气、胀满，饮食不化，厥逆拘急。

右手尺内脉微，小腹寒气积聚、肚痛，脐中声吼而泻。

尺寸俱微，男子五劳、妇人绝产。

微浮，秋吉、冬病。

---

① 三部俱洪，三焦俱热：语出《类证活人书》卷第二。

② 惕（tì 替）：戒惧，小心谨慎。

【点评】阳衰气微，无力鼓动，故见微脉。

沉脉

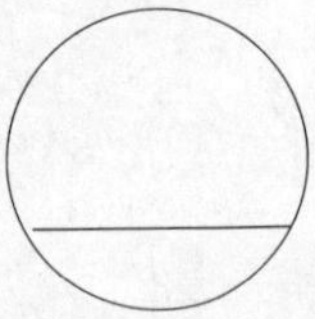

沉脉，举之不足，按之有余，重按乃得，故名曰沉也。沉为在里，主冷气、水病。一云：主湿冷洞泄。

左手寸口脉沉，胸中气短，有寒饮及胸胁痛，有水气；沉而紧，主心中气逆冷；沉而细，名阳中之阴，苦悲伤，不乐闻人声、少气、自汗、两臂不举。

左手关上脉沉，主心下痛，气短促、两胁满、手足时冷；沉而弦者，主痃癖、腹内痛。

左手尺内脉沉，主冷气、腰背痛、小便稠数、色如米泔；沉而细，名曰阴中之阴，苦两胫酸疼不能久立，阴气衰少小便余沥阴下湿痒。沉本肾脉，但全沉则为病。如沉濡而滑，则为平脉也。

右手寸口脉沉紧而滑，主咳嗽；沉细而滑，主骨蒸病，寒热交作，皮毛干涩；沉细为少气，臂不能举。

右手关上脉沉，主心下满、苦吞酸；沉紧，为悬饮；沉在下则为实。

右手尺内脉沉，主患水病，腰脚沉重而弱；沉而紧，主腰脚寒痛；沉而细者，苦疠痛、下重痢；沉滑者，有寸白虫此脾虫见于此，为下重，背膂①痛，为风水肾主水，因何见此，盖命门与肾同气故也。

沉弱为寒热，沉迟为痼②冷，沉重为伤暑发热，沉紧为上热下冷，沉重而中散者，因寒食成症，沉重而直前绝者，有瘀血在腹，沉重不至寸，徘徊绝者为遁尸。

---

① 膂(lǚ 吕)：脊梁骨。
② 痼(gù 固)：经久难治愈的病，此处引申为根深蒂固的。

【点评】邪郁在里，气血内困，则脉见沉象，主寒，痰饮水湿病等。若沉而有力，多为实证，寒凝、气滞、积聚等；无力，多为虚证，阳虚、少气等。

缓脉

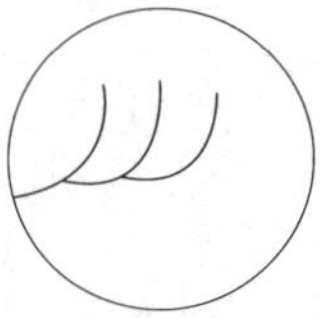

缓脉，指下寻之，浮大而软，去来微迟，故名曰缓也主风结。

左手寸口脉缓，主脊项筋紧急、搐痛。肝主筋，今见心部，何耶？盖项筋属上焦故也。

左手关上脉缓，主眩晕，腹内气结，痛如筋紧之状。

左手尺内脉缓，肾虚、耳鸣、有冷结气、梦为鬼随、小便难、有余沥此冷淋也。

右手寸口脉缓，主气促不安、皮肤顽痹不仁，为气不足。

右手关上脉缓，主风寒入肌肉，胃虚不能食；缓而滑，胃中热。脾之本脉软大而缓，若全缓则为病脉。

右手尺内脉缓，下焦寒，脚弱、下肿，风气秘滞；缓而滑，为热中；缓而迟，为虚寒相搏、食冷则咽痛。

【点评】缓脉在现代高等中医药院校的相关教材及脉学专著中，其脉象特征及临床意义的描述存在不一致、逻辑矛盾的情况。此处，仅据原文，究其“缓”字，应为缓慢，意在形容结代脉脉率缓慢，非论述缓脉本身。缓脉具有浮、软、微迟的特征，主要见于风证、虚证、寒证，其中浮主风，软主不足，微迟则与寒有关。

涩脉

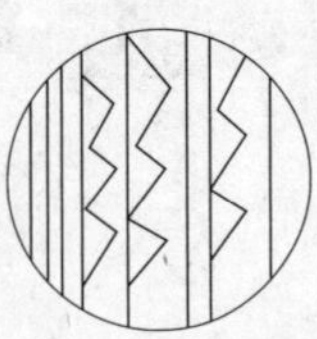

涩脉，细而迟，往来难，时一止，轻手乃得，重手不得，按之数浮，如轻刀刮竹皮，或云三五不调，如雨沾沙，故名曰涩也。即黄帝涩脉，王冰云：阳气有余则血少，故脉涩主身热无汗。此言未足信，其实阴虚之脉也，主血气不足而痹。

左手寸口脉涩，主荣卫不足，无心力，不能多言，主中雾露、冷气、亡汗、心痛。

左手关上脉涩，肝脏虚，主血散失、肋胀胁满两胁下有骨处为肋，肋者勒也，以勒五气，肋下无骨处为胁，通身疼痛，女子有孕胎痛、无孕败血。谓崩中漏下，或血瘕，月信不调之候是也。

左手尺内脉涩，肾脏虚，乱梦涉水、小便数、精频漏及患疝气、小肠气。

右手寸口脉涩，上焦冷、阳虚、卫气不足、痞涩、气促无力、背膊刺痛。

右手关上脉涩，脾气不足而痛、不思饮食、胃冷而呕。

右手尺内脉涩，主小腹冷，作雷鸣及下痢、足胫逆冷。

涩细而紧者，为寒湿痹。

【点评】气滞、血瘀、脉道受阻，故血流艰涩不畅，为之涩脉。

迟脉

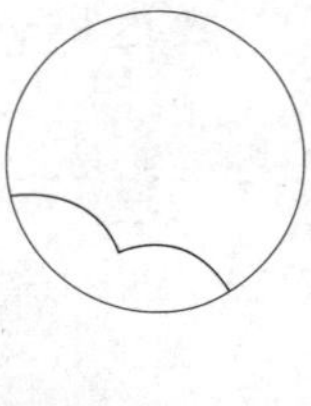

迟脉，一息三至，去来极迟，重手乃得，隐隐迟慢，故名曰迟也。迟为肾虚之脉，主虚，恶寒，气塞满胀。

左手寸口脉迟，主心上寒。

左手关上脉迟，主腹中冷痛。此脐以上痛也

左手尺内脉迟，主肾虚不安、小便白浊、身寒体颤、夜梦惊悸。

右手寸口脉迟，主上焦有寒。

右手关上脉迟，主中焦有寒、胃冷不欲食、吞酸吐水；迟而涩，胃中寒、有癥结。

右手尺内脉迟，主下焦有寒、腰脚沉重。

关尺迟名曰阴中之阴，其人苦悲愁不乐，少气力而多汗。

【点评】寒则血凝滞，阳失健运，气血运行缓慢，故脉象迟而有力，多为冷积实证；若阳气虚弱，无力推动血液正常运行，则脉象迟而无力。

伏脉

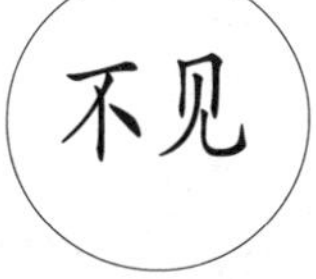

伏脉，按之著骨乃得，不出其位，举之全无，故名曰伏也主物聚。

左手寸口脉伏，主胸中有聚物。

左手关上脉伏，主阴病，常欲瞑①目。

左手尺内脉伏，主小腹痛、寒疝、瘕。

右手寸口脉伏，主胸中气滞、有痰、噎塞不通。

右手关上脉伏，主中脘有滞物，及肠澼、水气、溏泄。

右手尺内脉伏，主宿食不消；伏而芤，大便去血。

【点评】因邪气内伏，或气机逆乱而厥，或气机不通而痛，脉气皆不得宣通而见伏脉。

① 瞑(míng 明)：闭眼。

濡脉

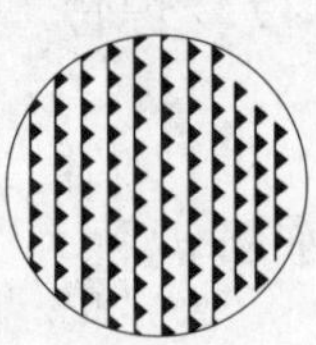

濡脉，按之似有，举之全无。一云按之似无，举之全无。力极软而浮细。一云按之不见，轻手乃得。不能隐指，故名曰濡也。即黄帝所谓软脉，《集韵》濡软二字，同呼同用，主恶寒。

左手寸口脉濡，主虚损多汗，五心烦热。

左手关上脉濡，主体重少力，虚弱，精神离散。

左手尺内脉濡，主肾虚损、骨髓不温、肉不著骨、齿长而枯、发无润泽、脑转耳鸣；濡而弱为小便难。此冷淋也，论大小便虽在尺部，当参寸部大小肠脉方准。

右手寸口脉濡，主元气败、少力。

右手关上脉濡，脾气弱、苦虚冷、重下痢。

右手尺内脉濡，主发热恶寒、下元冷极。

濡而弱，为内热外冷自汗此虚热盗汗也。

【点评】濡脉主诸虚，亦主湿。气血不足，脉道细小，则濡脉浮细软；精血不充则脉细弱；湿邪阻遏脉道，也常见濡脉。另“论大小便虽在尺部，当参寸部大小肠脉方准”，此句提出诊二便脉的原则，注重通过脉象鉴别区分疾病。

弱脉

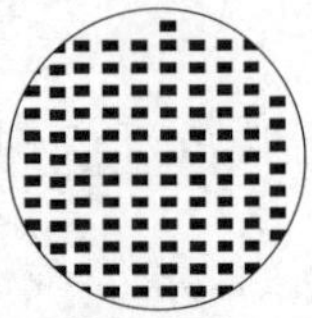

弱脉，指下寻之如烂绵，轻手乃得，重手稍无，极软而弱细，按之欲绝指下，故名曰弱也主虚而筋痿及风气。

左手寸口脉弱，主心中悸、阳气虚、汗自出。

左手关上脉弱，主筋痿；弱微而浮散，主目暗生花、妇人产后、客风面肿；弱而虚，为风热此风虚而客热。

左手尺内脉弱，主骨肉酸痛。

右手寸口脉弱，阳道虚损、卫气不足；弱微而浮散，主气滞。

右手关上脉弱，胃气虚、有客热。不可大攻，恐热去寒起也。

右手尺内脉弱，下焦冷、无阳气。

古人于左右尺部诊大小便，往往少验。然大便出于大肠，大肠乃肺之腑，当于右手寸口脉参之；小便出于小肠，小肠乃心之腑，当于左手寸口脉参之。

【点评】弱脉主气血不足诸证，血虚脉道不充，气虚则脉搏乏力。病后正虚，见脉弱为顺，新病为实，见脉弱为逆。

九道脉

九道脉，属阳者二，属阴者七。

长脉

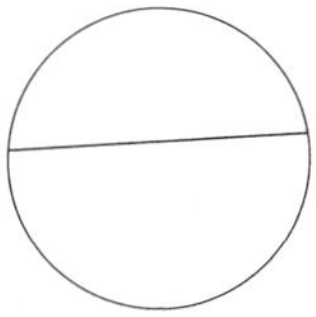

长脉，属阳，指下寻之，往来通度三关，如持竿状。举之有余曰长，过于本位亦曰长。黄帝《脉经》无长脉，有散脉。云大为散，乃阳盛阴虚之脉，焉知散非长也。主浑身壮热、坐卧不安。是阳毒邪热之气居于三焦，患在于表，宜徐徐发表出汗而愈。散脉按之满指，六腑气绝于外，则手足寒，上气，五脏气绝于内，则下利不禁，甚者不仁，其脉皆散，散则不聚，病亦危矣。

【点评】长脉主阳热内盛等有余之证。

促脉

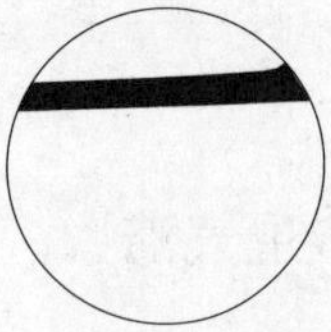

促脉，属阳，阳盛则促，按之极数，时止复来曰促。主积聚、气痞、四肢困劣、精神交乱，忧思所成。若诊之，向前而来，渐出关上，并居寸口，疾数则病血热，发成斑点，忽然退减则生，渐加即死。然其促有五，曰气、曰血、曰饮、曰食、曰痰，以五者留滞不行则止促，止促非恶脉也。

【点评】阳盛实热，阴不济阳，故脉来急速而时有歇止。凡气、血、痰、食、肿、痛等诸实热均可见此脉。

短脉

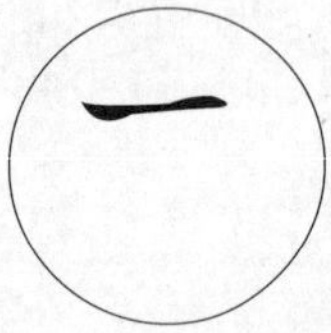

短脉，属阴，指下寻之，往来极短曰短，不及本位亦曰短。主四体恶寒、阴中伏阳、三焦气壅、宿食不消宜大泻，通利肠胃而安；短而滑者，病酒；短而数者，心痛、烦躁。

【点评】气虚不足，无力鼓动血行，故脉短而无力。也有因气郁血瘀，或痰滞食积，阻碍脉道，以致脉气不升而见短脉，但短而有力，故短脉不可概作不足论，应注意脉之有力无力。

虚脉

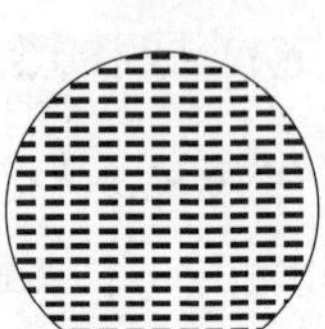

虚脉，属阴，按之不足，迟大而软曰虚。主气血虚、生烦热、少力、多惊，心中恍惚、健忘宜补益三焦即安；虚为脚弱、为食不化、为伤暑，小儿主惊风。

【点评】气血不足，气不足以运其血，则脉来无力。血不足以充其脉，故脉按之空虚。

结脉

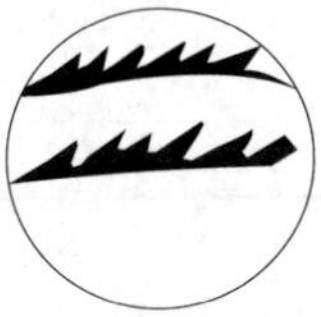

结脉，属阴，阴盛则结，脉往来迟缓，时一止复来，曰结。主胸满、烦躁，积气生于脾脏之旁，大肠作阵疼痛宜宣泻于三焦而愈；结为痰、为饮、为血、为积、为气。一云气塞脉缓则为结。《活人书》云：阴盛发躁。

【点评】阴盛而阳不达、寒痰瘀血，故脉来缓慢而时有歇止。

牢脉

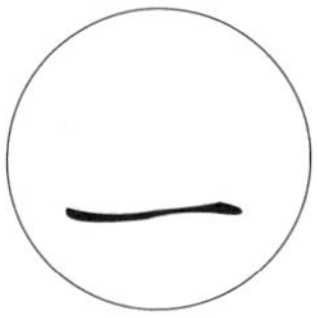

牢脉，属阴，按之实强，有似沉状，一云沉伏实大如按鼓皮曰牢即黄帝所谓革脉也。主骨肉疼痛、皮肤红肿、胸中气壅、喘息短促此心绝之脉也。尺脉牢，男子主阴疝偏坠、女人主血崩瘕聚胞肾虚冷使然；尺寸脉牢而长，关中无，为阴干阳，苦两胫重、小腹引腰痛；革为满、为急、为虚寒相搏，妇人半产漏下、男子亡血失精。

【点评】阴寒内积，阳气沉潜于下则见牢脉。

动脉

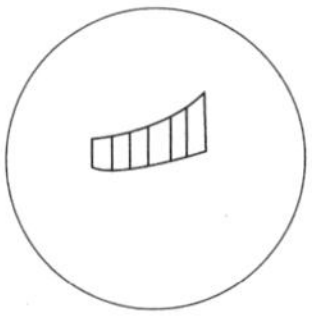

动脉，属阴，指下按之无头尾，大如豆，沉沉微动，不来不往，曰动。主四体虚劳疼痛，崩中[1]血利，为惊恐、为挛、为泄。众经悉皆以动为阳脉，此脉居关上，阴阳

① 崩中：即崩漏。妇女下部大量出血为崩；少量出血，但连绵不止为漏。

相搏为动，阳动则汗出，阴动则发热。

【点评】动脉为阴阳相搏，升降失和，使其气血冲动，故脉道随气血冲动而呈滑数有力，但脉体较短。

细脉

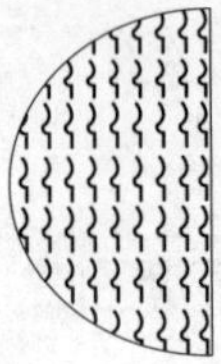

细脉，属阴，指下寻之，细如丝线，来往极微小，曰细。主胫瘦髓冷、乏力损精、囊下湿痒、小便遗沥。细为气血俱虚，为病在内，为积、为伤湿、为后泄、为寒、为神劳、为忧伤过度、为腹满；细而紧，为寒疝、为癥瘕积聚、为刺痛；细而滑，为僵仆、为发热、为呕吐。

【点评】阴血亏虚，不足以充盈脉道，故主诸虚劳损。又湿邪阻压脉道，亦见细脉。

代脉

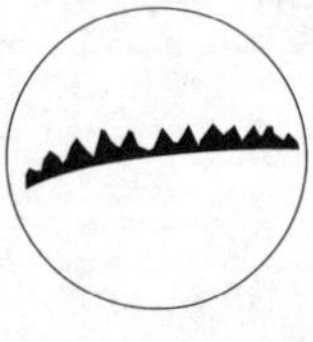

代脉，属阴，指下寻之，往来缓动而中止不能自还，因而复动。或云脏绝中止，余脏代动，曰代。主形容羸瘦，口不能言。老得之生，少得之死，妇人亦然。有孕约三月余日也，代为五脏气绝之脉。

【点评】脏气衰微，气血亏损，元阳不足，以致脉气不能接续，故脉来微弱而止有定数，且歇止时间较长。

上前七表、八里、九道共二十四脉，按诸家脉书皆二十四脉，互有少异，但无濡、牢、长、短四脉，却有数、革、软、散四脉，若取诸家脉经观之，乃有数、革、软、散、大五脉革、软、散脉已见于前。

数脉

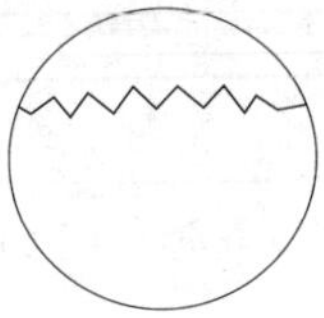

数脉，属阳，指下寻之，去来急速，一息六至，曰数。主热，数为虚、为烦渴、为烦满；寸口脉数，主头痛；关上脉数，脾热、口臭、生疮胃热、呕吐；尺内脉数，下、恶寒、小便黄赤言虚当如浮脉说。

【点评】数脉主热，为热邪亢盛，逼迫气血运行加速，故见脉象数而有力；数脉亦主虚，虚热内生，虚阳外浮，故脉数而无力。

大脉

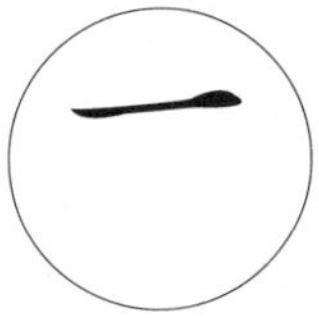

大脉，属阳，指下往来满大，主热。大为病进。寸口脉壮大，尺中无，此为阳干阴，若腰背痛、阴中伤、足胫寒；大而坚疾，主癫病。大脉即洪脉，此阳盛之脉，如何主癫？经云：重阳者狂，重阴者癫①。谓主狂病。

【点评】大脉，既大且长，按似少力，非长脉但长不大，非洪脉既大且数。脉大而有力，为阳气有余，其病则进；大而无力，则为正气不足。大脉的出现多提示疾病加重。

① 重阳者狂，重阴者癫：语出《难经·二十难》。此为以脉测证之法。寸口之脉，寸为阳，尺为阴。重阳即寸部、尺部均现阳脉，此为阳偏盛，阳热上扰神明，故为狂；重阴即寸部、尺部均现阴脉，此为阴偏盛，阴邪上蒙清窍，故为癫。

七死脉

【点评】七死脉，即真脏脉，又称“败脉”“死脉”“怪脉”。此种脉象是脏腑的真气(即正气或元气)已衰败之极的表现，由脉象之少神、无根、缺乏胃气而致。出现此脉，预示胃气衰败，疾病转危难治，预后险恶，《素问·玉机真脏论》曰：“诸真脏脉见者，皆死不治也。”现代临床实践而言，疾病的危重阶段出现的真脏脉，大多见于器质性心脏病导致的心律失常。然由于危重患者病情复杂，现有技术难以完全胜任对其病情、预后的判断以及生死预测，故真脏脉的诊脉技术对危重疾病的发生、发展、预后判断可能存在现代诊疗仪器不可比拟和替代的优势。

弹石脉

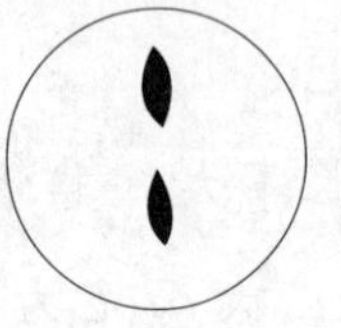

弹石脉，在筋肉皮，按举皆劈劈急，曰弹石。是肺绝，死脉也。弹石脉者，萧处厚①谓肺绝之脉，此说既未稳。吴仲广②又推广之，以为象西方金，令肝元绝，其说尤穿凿，当以为肾绝之脉可也。石乃肾之本。脉合沉濡而滑，今其脏脉现，如弹石劈劈然凑指，殊无息数，其死无疑矣。

【点评】《素问·平人气象论》：“死肾脉来，发如夺索，辟辟如弹石，曰肾死。”《难经·十五难》：“去如弹石曰死”。弹石脉

① 萧处厚：北宋人，名世基，著有《脉粹》。

② 吴仲广：宋代琅琊人，名洪，字仲广。撰有《脉赋解义》。该书久佚，今发现存于日本内阁文库藏江户写本《诊脉须知》中，《脉赋解义》被书商辑入其中作为第一卷。施发在《察病指南》中所垢评的吴仲广之论，所引文献《脉赋解义》(即《诊脉须知》卷一)。

脉来辟辟急数，脉体硬而坚，此为肾气竭绝之象。

解索脉

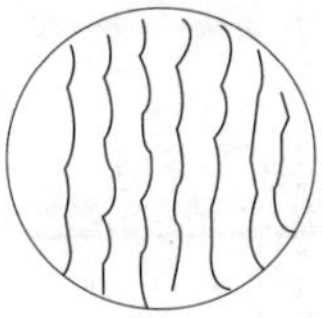

解索脉，在筋肉上，动数而随散乱，无复次第，曰解索。是五脏绝，死脉也。王叔和云：解索散散乱而无绪。吴仲广云：解索脉者，其形见于两尺，脉来指下，散而不聚，若分于两畔，更无息数，是精髓已耗，将死之候也。

【点评】解索脉是一种脉律散乱，脉力大小不等，脉率时快时慢反复出现，且脉率多在80～150次/分之间的紊乱脉象。此处以数条波浪线体现解索脉的“动数而随散乱”。

雀啄脉

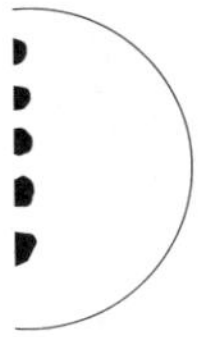

雀啄脉，在筋肉，来而数急，曰雀啄。是心绝，死脉也。王叔和云：雀啄顿木而又住。吴仲广云：雀啄者木脉也。主脾无谷气已绝，胃气无所荣养，其脉来指下连连湊指数急，殊无息数，但有进而无退，顿绝，自去良久，准前又来，宛如鸡践食之貌，但数日之寿也。据此所云，乃脾绝之脉，萧处厚谓之心绝，何耶？王叔和云：雀啄顿木而又住，此雀乃啄木儿也。吴仲广因其顿木之说，遂认为木脉，木脉者，肝脉也，其说未达，当以脾绝为是。

【点评】雀啄脉的特征有二：①连连急数，三、五跳不等；②顿然歇止，良久复来，反复发作。表现为脉搏有利快速跳动数下后，有一段较长的间歇期。主病为脾亢气绝。此处以密集排列的黑点体现其“连连湊指数急”。

屋漏脉

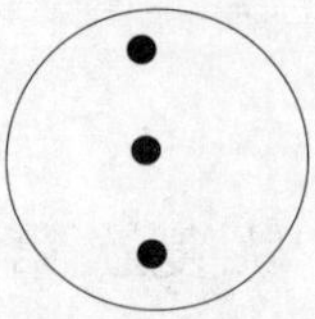

屋漏脉，在筋，按之止，时起而不相连，曰屋漏。是心肺绝，死脉也。王叔和云：屋漏将绝而复起。吴仲广云：屋漏脉者，主胃经已绝，谷气空虚。其脉来指下，按之极慢，二十息之间或来一至，若屋漏之水滴于地上，而四畔溅起之貌，立死之候也。据此云乃胃绝之脉？何萧处厚谓心肺绝脉耶。

【点评】《素问·平人气象论》云："如屋之漏，如水之流，曰脾死。……水流屋漏言其至也，水流谓平至不鼓，屋漏谓时动复往。"屋漏脉脉搏起落缓慢，形似屋漏水状，应指三部脉丰满有力，浮中沉取均应。

虾游脉

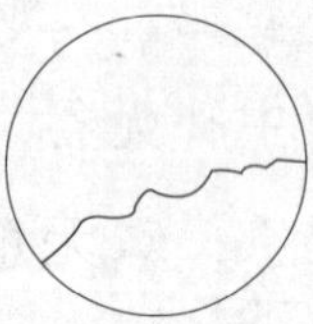

虾游脉，在皮毛，浮而再起，寻还退没，不知所在，起迟而去速，曰虾游。是脾胃绝，死脉也。王叔和云：虾游冉冉，而进退难寻。吴仲广云：虾游之脉，其来指下若虾游于水面，泛泛而不动，瞥然惊掉而去，将手欲趋，杳然不见，须臾于指下又来，良久，准前复去，又如虾蟆入水之形，瞥然而上，倏然而去。此是神魂已去，行尸之候，立死也。

【点评】虾游脉为命门相火将绝之脉，脉来甚急，搏动无力而隐约可见，时而跃然而去，杳然不见。

鱼翔脉

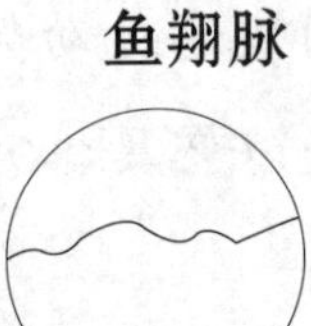

鱼翔脉，在皮肉上，如鱼不行，而但掉尾动身，疏而作久，曰鱼翔。是肾绝，死脉也。王叔和云：鱼跃澄澄而迟疑掉尾。吴仲广云：鱼翔之脉，主肾与命门皆绝，卫气与荣血两亡。

其脉来指下寻之，即有泛泛高虚，前定而后动，殊无息数，宛如鱼游于水面，头不动而尾缓摇之貌，故曰鱼翔也。又曰亡阳之候，死矣。旦占夕死，夕占旦死。日中占夜半死，夜半占日中死。

【点评】鱼翔脉的特征为：①脉率极数；②脉位浅表，浮泛无力。主病为三阴寒极，肾绝亡阳。

釜沸脉

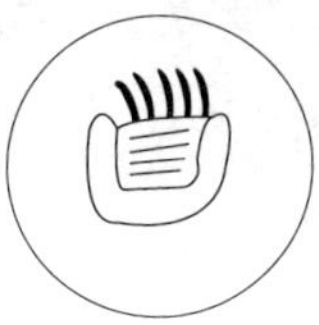

釜沸脉，在皮肉上，涌涌如羹上肥，曰釜沸。是死脉也。

【点评】《脉经·诊三部脉虚实决死生》云："三部脉如釜中汤沸，朝得暮死，夜半得日中死，日中得夜半死。"现代研究表明，釜沸脉多见于火热极盛或阴阳气绝、厥脱导致的心率过快等病症，表现为脉搏快弱、计数不清。

脉象实际是脉搏的形象，古代医家据脉搏的形象来描述为其命名，如弦、滑、数、雀啄等。这种用文字描述的脉象是抽象的，凭借个人经验会产生"见仁见智"之别，初学掌握并非易事。而施发所绘的这33幅脉象图，以形象的图画表示中医各种脉象的特性，此脉图在说明脉理、解释方法等方面有简要清楚、形象具体、便于理解、推广等优点，对后世脉学的发展产生了较大影响。但限于历史条件，缺乏客观化的定量、定形指标和规范。而现代脉象图是运用脉搏描记器描绘，从而分析图形的频率、振幅、波形，具有数字化、量化特征，是具有实测的波示图。此脉图能客观的反映出脉搏的部位深浅，脉动的频率，脉搏节律、强弱以及形态，以寻求传统脉学客观的规范标准。

诊七表相承病法

浮芤相传中风衄血，浮滑相传中风吐逆，浮实相传中风下利，浮弦相传中风拘急，浮紧相传中风体痛，浮洪相传中风发热。

卷 下

审诸病生死脉法

伤寒类

伤寒热盛，脉浮大者生，沉小者死。

伤寒头痛，脉洪大者可治，实牢者生，沉细者死。

伤寒已得汗，脉沉小者生，浮大者死。

伤寒咳嗽上气，脉散者死谓其形损故也。

【点评】夫伤寒者，主以风寒之邪为患，风寒袭表，卫外功能不固，正气抗邪于表，伤寒热病，脉来浮，即阳证阳脉，顺，为生；若脉反沉细，是病邪深陷，正不胜邪，凶兆。伤寒发汗后，邪气已散，热退身凉，脉当沉小平静者生，若汗后，反喘息大热，脉浮大乱者，名阳交，死。

温病类

温病三四日不得汗，脉细难得者死。

温病瀼瀼[①]大热，脉细小者死。

温病身体温，脉洪大者可治，微细者剧。

温病大便不利，腹中痛甚者死。

【点评】温病多为阳热之邪所致，以发热为主症，且热象偏盛，易化躁伤阴、动风、动血、闭窍等，故温病以数脉为基本特征。脉数兼洪大为邪传气分，温热炽盛是抗病力强的表现；脉来细小者，为虚，邪热深入营分、内陷血分。

热病类

热病三五日，身体热，腹满痛，食饮如故，脉直而疾者，八日死。

热病七八日，气不喘，脉不数者，当后三日温汗，汗不出者死。

热病七八日，脉微细小，便黄赤，口燥、舌焦干黑者死。

热病已得汗，脉安静者生，躁盛者气极也，必死。

热病汗后，脉静者当便瘥，喘热脉乱者死。

热病脉躁盛，得汗者生，不得汗者，阳极也，十死不治。

热病已得汗，常大热不去者死。脉必盛也

热病已得汗，热未去，脉微躁者，切不得针灸。

热病发热甚者，其脉阴阳皆竭，切勿针灸，汗不出者，必死。

【点评】因阳证阳脉、脉证相合之故，热病脉来浮数为好。若

① 瀼（ráng 瓤）瀼：露水盛多，此处引申为汗多。

脉来沉、细、小、微，是阳证见阴脉，邪热有余、正气大伤，此脉证相反，为凶兆。此外，热病汗出后，脉来平静，热退身凉，为表邪已解，逐渐恢复。若汗出后，热不退反甚，脉不静而反躁急，即病变仍在发展，治疗较前难些。

水病类

水病，脉洪者可治，微细者不可治。
水病，腹大如鼓，脉实者生，虚者死。
水病，阴闭，脉浮大者生，沉细虚小者死。

【点评】水病，多为风邪、水湿、疮毒、瘀血所致。谓脉来浮大较好，因实证实脉，病邪虽在，正气却未衰败，易治。如脉来虚小，是实证见虚脉，病邪未去，而正气衰败，为凶。

消渴类

消渴，脉数大者生，细小浮短者死一云虚小者死。
消渴，脉实大病久可治，脉小紧急不可治。人病口甘而渴，此因数食甘美而多肥，五气之溢也，谓之脾瘅。或病口苦而渴，此因数谋虑不决，胆气上溢也，谓之胆瘅。凡消瘅之脉实大，病久可治；悬小坚，病久不可治。

【点评】消渴，口渴多饮、多食易饥、多尿、消瘦为主要特征的病症，多由阴津亏损、燥热偏盛所致。脉来数大，乃顺其脉候，故主生。若出现细、小、短等虚脉，又肌肉消瘦，说明精气虚竭，为凶。

泄泻类

泄而腹胀，脉弦者死。

腹大而泄，脉微细而涩者生，紧大而滑者死。

泄注，脉缓微小者生，浮大数者死。

注下，脉细者可治，浮大者剧。

洞泄，食不化，下脓血，脉微小者生，紧急者死。

下痢类

下痢，脉微小者生，大而浮洪者生。

下痢脓血，脉悬绝者死，滑者死。

下痢白沫，脉沉者生，浮者死。

肠澼①类痔也

肠澼下白脓一云白沫，脉沉者生，浮者死。

肠澼下脓血，脉沉小流连者生，数疾大热者死。

---

① 肠澼：首见于《素问·生气通天论》“因而饱食，筋脉横解，肠澼为痔。”历代医家对此有两种观点：一是由于长期饱食导致肠道经脉气血瘀滞，日久形成痔疮而见大便时下血；二是大便下利脓血的痢疾。

肠澼下脓血，脉悬绝者死一云悬涩，滑大者生。
肠澼身不热，脉不绝滑大者生，弦涩者死。
肠澼，有寒者生，有热者死。
肠澼筋挛，脉细小安静者生，浮大坚者死。

【点评】泄泻、下痢、肠澼，均因胃肠功能先有虚损，传导失常，而后发生风、湿、寒、热等症。此时若脉来沉小或缓细，即胃肠虚损之表现，理所当然；若脉来实大或浮数，即邪盛正虚，气血日见消耗，此证候较为严重。

咳嗽类

咳嗽，脉浮直者生，沉坚者死。
咳嗽，羸瘦，脉坚大者死。
嗽脱形，发热，脉紧急者死。
嗽而呕，脉弦欲绝者死。
诸嗽，脉浮软者生，沉伏者死。

【点评】咳嗽，肺气上逆之症。浮脉为肺病常见之脉，故见脉来浮软，肺气虽虚，然邪气亦不盛，预后较好。既病咳嗽，脉来坚实而沉者，是肺胃之气大伤，若兼紧脉，说明肺中邪气犹重，正虚邪实，此为恶兆。

上气类

上气，脉数者，死。

上气浮肿，脉浮滑者生，微细者死。

上气面浮肿，肩息，脉大不可治，加痢必死。

上气喘息，低昂，其脉滑，手足温者生；脉涩，四肢寒者死。

寒气上攻，脉实而顺滑者生，实而逆涩者死。

【点评】上气者，呼多吸少，气息促急，肺气上逆而不能降。若脉来浮滑，说明只是风痰滞于肺，以致肺气不能降之故，若风痰一去，喘息自然平静，实证实脉，所以为顺。若脉来细涩而大者，是肺气虚弱之极的反映，阳气虚损，四肢失去温养，属逆证，难治。

中风类

中风口噤，脉迟浮者生，急实大数者死。

被风不仁，痿厥，脉虚者生，坚者死。

【点评】中风，多由气血先虚，风邪乘虚损害人体而成。故中风而见脉虚浮，浮虽是风邪的表现，虚却是正气仍存的反映，是病与脉相宜的脉象。如果脉来坚实、急数，为病邪太盛之征，为中风病所忌讳也。

癫狂类

癫狂恍惚，病脉实牢者吉，沉细者凶。

癫疾，脉大而滑者，久久自已，脉小紧急者死。

狂病妄语，身微热，脉洪大者生；四肢逆冷，脉沉细者，一日死。

【点评】癫，痰气郁节，蒙蔽神机而精神抑郁、表情淡漠、沉默痴呆、语无伦次为特征；狂，痰火上扰、神明失主而精神亢奋、狂躁不安、喧扰不宁为特征。此两种病均以气、痰、火、瘀为主。因有实邪的存在，若脉来洪大者，则实证实脉，病变单纯，易于治疗；假若脉来沉细，四肢逆冷，说明病变已深入，为凶殃。

霍乱[1]类

霍乱，脉微细者生，微迟，气少不言者死一云脉浮洪者生。

【点评】霍乱，多由传染秽毒而成，人之冷热不调，寒暑交集，扰乱于胃肠，致饮食不化，壅塞不通，而上吐下泻、心腹绞痛、急剧发作。以脉来微细，手足温和为佳。若见四肢厥冷，脉来迟弱，正是阳气衰竭、寒邪太盛，为恶兆。

① 霍乱：中医所言“霍乱”，即上吐下泄的证候而言。与现代医学所言“急性传染病霍乱”有所不同。

头目类

风痰头痛，脉浮大者生，短涩者死。

头目痛，卒[①]视无所见者死。

病目不见人，脉涩者生，浮大洪直者死。

闭目不欲见人，脉浮短而涩者死。

开目而渴，心下牢，脉沉涩而微者死。

【点评】头痛见浮大，风性飘荡为浮，彼时祛风止痛，可愈。若头痛脉来短涩，阳脱于上谓短，阴衰于下为涩，为气血虚少，诸阳不足，难愈。

心腹类

心腹痛，脉沉细者生，浮大弦长者死。

心腹痛[②]、积聚，脉坚急者生，虚弱者死。

心腹积聚，其脉劲强者生，沉小者死。

心下坚硬，苦渴，脉沉细者生，浮大而坚者死。

腹肿，脉浮大者生，虚小者死。

【点评】通则不痛，痛则不通。凡心腹痛，皆痰饮、食积、气滞不通之故。气滞不通，则经络闭塞，故脉沉细，预后较好；若

① 卒(cù 促)：突然。

② 心腹痛：即胃脘痛。心，作“中”解，胃脘位于人体中央，故胃脘痛又称为心腹痛。

脉来浮大，正虚邪重，迁延难愈。临证之时，因心腹痛病原不一，须脉证参合而施治。

腹肿，多为“本虚证实”，脉浮大者，大多为湿热内蕴，浊气滞留胸腹之故，病邪虽未减退，然正气尚存；脉来虚小者，为正气衰败，阴寒邪气积而不散所致，故云“死”。

汗类

病多汗，脉虚小者吉，紧者凶。

病汗不出，出而不至足者死。

厥逆汗出，脉紧，弦急者生，虚缓者死。

【点评】汗为津液所化，“血汗同源”，多汗乃气虚卫阳不固所致。汗多，则伤津耗气、气血不足，血脉失充，鼓动无力，故脉见虚小，为脉证相符，为顺。厥逆汗出，若脉见虚缓，则气虚血脱，正气不固，阴不内守，为逆。

血类

吐血而嗽，上气，脉数，有热不得卧者死。

吐血、衄血，脉滑小弱者生，实大者死一云沉细者生，浮大者死；一云浮大而牢者死。

衄血汗出，脉小滑者生，大躁者死。

唾血，脉坚强者死，滑者生。

瘀血在内腹胀，脉牢大者生，沉者死。

【点评】诸失血病，必伴有血虚。脉来小、弱，虚证虚脉，脉证相应，可治。若脉来数大，则邪热病变仍在发展中，慎防再出血。另，瘀血停滞，脉来牢大，实证实脉，脉证相合，为宜；脉来沉、微等，为实证虚脉，实邪尚未清除而阳气虚衰，攻补两难。

金疮类

金疮出血太多，脉虚细者生，实大者死。急疾大数者死。一云：血出不断，脉大而止者，三七日死。一云：伤在阳处者，去血四五斗，脉微缓而迟者生，急疾者死。

金疮失血，脉沉小者生，浮大者死。一云：实大而浮者死。

【点评】金疮，刀斧箭伤之类，伤后失血。此条脉理可参考上篇“血类”，同理。

坠压类

从高顷仆，内伤肠满，脉坚强者生，小弱者死。

【点评】从高处坠堕而致内出血，若“脉坚强”，则失血少，血容量尚够，未有生命之虞；“小弱者”，谓失血多而血容量已严重不足，在当时定为死证是可信的

中毒类

中毒药，脉洪大而速者吉。细而但出不入，并大小不齐者皆凶。

卒中恶[①]毒，脉大而缓者生一云坚而微细者生，坚而浮者死。

中恶腹胀，脉紧细者生，浮大者死脉紧细微者生，紧大而浮者死。

中恶吐血数升，脉浮大而疾者生，沉数细者死。

患虫毒，尺寸脉紧数而直硬者死。

【点评】中毒者，乃误食砒霜、水银等一切有毒杀人之物。脉洪大为毒在腑，可治；脉沉细为毒在脏，难治。诸失血脉宜微细，惟中毒、中恶吐血脉宜洪大。

中恶而见腹胀，脉来紧细，说明正气虽衰，邪气不盛，容易回苏；若脉来浮大，为邪气深入，病情较重。

杂病类

咳而尿血，脉微细者生，大者死。

寒热瘈疭[②]，脉代绝者死。

外实内热吐泻，脉沉细者生，洪大者死。

内实，腹胀痛、干呕，手足烦热，脉洪大实者生，沉细者死。

阴阳俱竭，齿上如熟小豆，脉躁者死。

---

① 卒中恶：突然中恶昏仆。中恶：病名，出《肘后方·救卒中恶死方》，感受秽毒或不正之气，突然厥逆，头面青黑，或错言妄语、牙紧口噤，或头旋晕倒，不省人事。

② 瘈疭：古指抽搐筋脉拘急。瘈，筋脉拘急；疭，筋脉纵弛。

身热脉浮涩者死。

无故而喑，脉不至，此气暴厥，气复则已。

病人饥寒，脉细，气少，泄痢，饮食不入，是谓五虚，其人必死。

病人浆粥入胃，泄注，上则肌大热，前后不通，胃闷，脉盛，是谓五实，其人必死。若得身汗，后利则生。

老人脉微，阳羸阴强者生，脉躁大加息者死。阴羸阳强，脉至而代，奇日而死。病甚，脉洪大者易瘥，脉不调者难瘥。

病人脉实大急数者凶。

左手寸口脉偏动，乍大乍小，从寸至关，从关至尺，三部之位处处动摇，各异不同，其人仲夏得此脉，桃叶落时死。脉若小急，背膈偏枯，年不满二十者，三岁死。脉至而搏，衄血身热者死。

右手寸口脉偏沉伏，乍大乍小，朝来浮大，暮即沉伏，浮大则上过鱼际，沉伏则下不至关，来往无常，时伏又来者，榆叶枯落时死。

三部脉皆涩、皆滑、皆紧急、皆软弱、皆如张弓、皆微而伏、皆细而数、皆累累如珠者长，病人得之皆死。

【点评】本篇主要论述常见杂病的症状、脉象，并通过观察脉象与症状的对应关系来判断预后。病生于内，则脉色必见于外，阳证当见阳脉，阴证当见阴脉，此为脉证相符。《医宗金鉴·四诊心法要诀·病脉顺逆诀》："脉之主病，有宜不宜；阴阳顺逆，吉凶可推。"

随着现代医学的发展及先进医疗机械的应用，古代许多死症，现常有多种治疗手段，故而不能光凭脉象作出预后诊断。但此法不能轻视，若临床遇死症之脉象，目前尚无症状表现者，应严密观测，注意治疗调理，待脉象好转，方可无虞。

诊太冲冲阳脉

太冲穴，在两足大趾本节后二寸，陷中动脉是一云一寸半，足厥阴之所注。诊此者，可决男子之死生也。或诊太溪命门脉，穴在足内踝后跟骨上动脉陷中。

冲阳穴一名会源，即趺阳穴也在足跗上五寸，骨间动脉，上去陷谷三寸是即足面系鞋之所。诊此者，以察其胃气之有无也。

【点评】太冲穴，出自《灵枢·九针十二原》："阴中少阴肝也，其原出于太冲，太冲二。"属足厥阴肝经之原穴。据《难经·六十六难》云："脐下肾间动气者，人之生命也，十二经之根本也，故名曰原……五脏六腑之有病者，皆取其原也。"

冲阳穴，《灵枢·本输》："胃脉过于冲阳，冲阳在足跗上五寸陷者中也，为原。"冲阳脉，又称趺阳脉，属足阳明胃经，用以候脾胃之气，此外，还可根据脾胃为后天之本、生化之源的理论，以辨荣卫气血的盛衰。

论病之本

肝恶风，诸风掉眩，其本在肝。

心恶热，诸热暴瘈，疮疡血疾，其本在心。

脾恶湿，诸湿肿满，其本在脾。

肺恶寒，诸气愤郁，其本在肺

肾恶燥，诸寒收引，其本在肾。

诸厥痼泄，其本在下

诸痿喘呕，其本在上。

察杂病生死证

痓病，腰脊强急瘈疭者，不可治。

肌瘦脱肛，形热不去者死。

尸厥，体无所知，耳内有声如啸，汗出身温者，当自愈；唇青身冷者，必死。

内外俱虚，身体冷汗出，微呕而烦扰，手足厥逆，体不安静者死。

形羸不能服药，谷气绝也，一病才已，一病复生，五行胜复相乘也，其人必死。

五脏虚实外候

肝实则目赤胁疼，多怒颊肿，头旋耳聋，宜泻之；虚则目暗，筋挛胁拘，多悲恐，爪甲枯，不得大息，宜补之。

心实则胸胁背臂尽痛，喜笑不休，口舌干燥，宜泻之；虚则少颜色，惊悸忧悲，舌根强，腰背痛，宜补之。

脾实则腹胀，大便不利，足痿不收，行苦，脚下痛，身重，苦饥，宜泻之；虚则吐逆，腹胀肠鸣，饮食不化，泄利无时，宜补之。

肺实则肩背股胫皆痛，喘嗽上气，宜泻之；虚则少气咳血，耳聋嗌干，宜补之。

肾实则腹胀体肿，汗出憎风，面目黧黑，少气飧泄，小便黄色，宜泻之；虚则胗中冷乃胁下夹脊两旁空软处也，脊疼，耳聋，厥逆无时，小便色变，宜鹿茸、巴戟补之。

【点评】肝主疏泄，藏血，主筋，开窍于目。虚证多为肝阴不足，虚阳上扰；实证为肝气郁热、肝阳上亢等实热证候，或为外寒入侵，滞留肝脉。

心主血脉，藏神明，其华在面，开窍于舌。虚证为气血阴阳的亏损，实证为痰、饮、火、瘀等阻滞。

脾主运化，主升清，主统血，主肌肉、四肢，故易为饮食劳倦所伤。虚证为脾阳虚、中气不足；实证为寒湿困脾、湿热内蕴。

肺主气，司呼吸，开窍于鼻，外合皮毛。实者由于邪阻于肺，肺失宣肃，升降不利；虚者由于肺气阴不足，肺不主气而升降无权。

肾藏精，主水液，为先天之本，藏真阴而寓元阳，故“肾病多虚少实”。多因久病及肾、房劳过度及先天不足所致。

脏腑病外候

喜寒而欲见人，为腑病，属阳；喜温而不欲见人，为脏病，属阴。

诊妇人病脉生死诀

妇人胞中绝伤，有恶血，久结成瘕，其病腹痛，逆满，气上冲，尺脉涩而坚，为血实气虚。尺脉细而微，血气俱不足，谷气不充，得节辄动，枣叶生时死。

妇人赤白带下，脉迟滑吉，数疾凶。

妇人新产，脉缓滑者生，实大弦急者死。沉小者吉，坚牢者凶。寸口脉沉微附骨不绝者生，涩疾不调者死。

妇人已产，脉沉小实者吉，浮虚者凶。

妇人产后热病，脉细四肢暖者生，脉大四肢冷者死。

胎蓐[①]，脉缓滑沉小细者生，实大弦急坚牢者死。

产后，胎去血虚，但脉来缓滑，是气血未有大伤之象。若脉来实、大、弦、急、牢等，是正气初虚，邪气又盛，为凶兆。

---

① 蓐(rù 入)：陈草复生，引申为草垫子，草席。

辨胎脉

脉动入产门者，有胎也。谓出尺脉外，名曰产门。

尺中脉数而旺者，有胎脉也。一云细滑而不绝者是也，一云脉微是经脉闭塞成胎也，或带数是血盛之脉，有胎也。

左手尺脉浮洪者为男胎，右手尺脉沉实者为女胎。

关部脉滑者为有子。《素问》曰：滑为多血少气，故有子也。

左手寸口脉浮大，为怀男，右手寸口脉沉细，为怀女。

足太阳膀胱洪大是男孕，手太阴肺脉洪大是女孕。

阳脉皆为男，阴脉皆为女。

阴中见阳为男，阳中见阴为女。

手少阴脉动甚者，妊子也。

两手尺部俱洪者为两男，俱沉实者为二女。一云左手带纵为两男。纵者，夫乘妻也，即鬼贼脉也。王氏《脉经》云：水行乘火，金行乘木，名曰纵也。右手带横为双女，横者妻乘夫也，即所胜脉也。谓火行乘水，木行乘金，名曰横也。

左手脉逆为三男。逆者子乘母也，即已所生脉也。王氏曰：水行乘金，火行乘木，名曰逆也。

右手脉顺为三女。顺者母乘子也，即生已之脉也。谓金行乘水，木行乘火，名曰顺也。

寸关尺脉，大小迟疾，皆相应，双怀一男一女。一云足太阳、手太阴脉俱洪者，一男一女。

脉滑而疾者，三月胎候也。但疾不散者，五月也。

关上一动一止者，一月；二动一止者，二月准此推之，万不失。

中冲，足阳明胃脉连胞络，脉来滑疾者，受孕及九旬。

尺脉沉细而滑，或离经，夜半觉痛，日中则生。

【点评】此篇专论妇人妊娠脉象、脉诊男女胎孕法。

诊察妇人之脉，须从营血的虚、实、寒、热四方面分辨。妇人营血较男子更为重要，

妇人营血旺盛，易受精成胎。有孕后，手少阴心经之脉，往来流利，带滑象，继而尺关脉流利而滑，因寸脉属心，尺脉属肾，心主血脉，肾主藏精，精血调和，方能养胎。胎三月，尺脉更显滑而疾数，略带软散，因胎气初成，未达壮实之征。五个月后，胎气逐渐壮实，尺脉滑而疾，未有软散之象。然以脉象而断其孕否，宜作为参考，如须确诊，还需借助理化检查。

此外，关于胎儿不同性别妊娠脉象变化，古以有之。《脉经·平妊娠分别男女将产诸证》以脉率为判断依据："妇人妊娠四月，欲知男女法，左疾为男，右疾为女，俱疾为生二子"。施氏以脉形进行判断，"左手沉实为男，右手浮大为女"。但前人之说，较之临床，并不完全如此，仅供参考。

外候胎法

左乳先有核者为男，右乳先有核者为女。

又法：令娘妇面南行，于背后呼之，左回来者生男，右回来者生女。

妊娠杂病生死外候

血漏胞干者杀胎，亦损妊母。

心肠急痛，面目青色，冷汗自出，气欲绝者死。

血下不止，胎冲上，四肢冷闷者死。

举重顿仆，致胎死腹中，未出而血不止，冲心闷痛者死。

产难外候

寒热频作，舌下脉青而黑，舌卷上冷，子母俱死。

唇口俱青，痰沫呕出，子母皆死。

面赤舌青，母活子死。

面舌俱青，痰沫频出，子活母死。

面青舌赤，口中沫出，母死子活。

诊小儿杂病脉法

凡小儿五岁以下，三岁以上，只看形。五岁以上，渐可诊脉。呼吸八至，是常脉也，九至者病，十至者困。许氏以大指按三部，十至为发热，五至为内胀。

小儿脉浮而数，主乳痫、风热之病。

小儿脉浮而数，主五脏壅。因乳热或着绵衣过多如此。

小儿脉虚涩，主惊风。及浮则主风，促急主虚惊。

小儿脉紧，主风痫[1]。

小儿脉紧而弦，主腹痛不安。

小儿脉弦急，主气缠绕不和。

小儿脉牢而实，主大肠秘。

小儿脉沉而数，主骨中寒。此数为虚，虚则髓少，故骨中寒。

小儿脉沉而细，主冷。

小儿脉大小不等，乍大乍小，皆有祸祟。

小儿脉小，或缓或沉，皆主食不消化。

小儿变蒸[2]之时，身热脉乱，汗出，不欲食，乳食即吐，切不可医，必自瘥。其候身热神昏，或吐乳泻黄沫，多啼，无喜悦，唇上生白珠子是也。每三十二日必一变，六十四日再变，兼蒸，或二十八日及三十日必变者，亦无定期。至二五日方歇，歇后精神必有异于前也。

【点评】本篇专论小儿脉诊。提出小儿脉诊的适用年龄，将纷繁芜杂的小儿脉象扼要概括为“浮数”“浮紧”“弦”“牢”“沉”等，更便于儿科临床应用。

---

① 风痫：病名。症见颈项强直、两目上视，肢体抽搐。多因肝经热盛导致的动风之象。

② 变蒸：是古代医家对婴幼儿生长发育过程中特定现象的描述。指在婴儿的生长过程中，三十二天为变，六十四天为蒸，此间婴儿有身热、脉乱、汗出等症，而无其他不适。

辨小儿生死脉

小儿中风热，喘鸣肩息①，脉缓则生，急则死。

小儿痢疾，脉浮大而腹痛者必死。

乳子病热，脉悬小，手足温则生，寒则死。

小儿困，汗出如珠，著身不流者死。

小儿有病，胸陷，口唇干，目直视，口中气冷，头低，卧不举身，手足垂软，身体强直，掌中冷，皆不可治，脉乱者同。

小儿死证一十五候歌

眼上赤脉，下贯瞳人。

囟门肿起，兼及作坑。

鼻干黑燥，肚大青筋，目多直视，睹不转睛，指甲黑色，忽作鸦声，虚舌出口，啮齿咬人，鱼口气急，啼不作声，蛔虫既出，必是死形。

【点评】“眼上赤脉，下贯瞳人”，因赤脉属心，瞳仁属肾。乃心火胜肾水，水干不能生木，致肝肾俱衰；“囟门肿起，兼及作坑”，囟门，热盛气壅则肿，热微气脱则陷也；“指甲黑色，

① 肩息：因呼吸困难，两肩随呼吸耸动。

忽作鸦声”为肝绝也；“虚舌出口，啮齿咬人”，因心气散则舌出不能收，肾气绝则齿咬人也；“鱼口气急”为脾绝也；“啼不作声”为肺绝也；“蛔虫既出”为胃气绝也。

看小儿虎口诀

凡婴孩生下一月至三岁，当看虎口内脉两边。脉有黄、青、红、紫、黑五色，除黄色为平和，黑色为危急外，青、红、紫色可以察病。

青色受胎气不全，主惊积多搐掣。

指脉深青卧不宁，微青腹痛粪多青。青兼黑色盘肠吊，发搐牵抽不暂停。

红色惊入脾窍。

孩儿指脉深红色，发热惊时自强直，微红下痢腹中疼，吐泻脾虚多不食。

紫色胎惊热。

指中纹生紫色深，惊时哭泣又呻吟，微中紫色肠中痛，吐泻纹弯主恶心。

【点评】小儿初生至三岁内，凡有疾病看虎口三关，因气血未定，寸关尺三部脉未全，不可凭。所谓诊“虎口”，即看食指脉纹，初节为风关，次节为气关，三节为命关。此处主要观察指纹的颜色。黑色为中恶，危重病；黄色为脾胃病；青色为风，主脾胃虚寒、心腹疼痛、主暴惊、惊风；红色为寒；紫色为热，此其大概而已。临证时，必观色聆音，问症察脉，以尽病情。

听声验病诀 声者脏之音也

肝应角，其声悲而和雅；

心应徵，其声雄而清明；

脾应宫，其声慢而缓大；

肺应商，其声促而清冷；

肾应羽，其声沉而细长。

声悲是肝病一云声呼，声雄是心病一云声笑，声慢是脾病一云声歌，声促是肺病一云声哭，声沉是肾病一云声呻，以上脏病也。

声清是胆病，声短是小肠病，声速是胃病，声长是大肠病，声微是膀胱病，以上腑病也。

声悲慢是肝脾相克病，声速微细是胃膀胱相克病。声细长是实，声轻是虚，声沉粗是风。声短细是气，声粗是热，声短迟是泻。声长是病痢，声实是秘涩。

【点评】早在《黄帝内经》中就有关于五音应五脏和五音应五方的记载。《素问·阴阳应象大论》云："东方生风，……在脏为肝，……在音为角，在声为呼……；南方生热，……在脏为心，……在音为徵，在声为笑……；中央生湿，……在脏为脾，……在音为宫，在声为歌……；西方生燥，……在脏为肺，……在音为商，在声为哭……；北方生寒，……在脏为肾，……在音为羽，在声为呻。"即五脏与五音、五声相联系，音声表现在外，可反映内在脏腑活动，其内在基础是脏腑精气。

而五脏所主之音之间又存在差异，如“声雄是心病，声慢是脾病”，从而反映不同脏腑的生理、病理特点。另外，音质、音量、音调之变化，可反映脏腑功能虚实强弱，气血津液充沛与否。

察五脏色知生死诀色者，气之华也

肝病面青如翠羽，或如苍玉之泽者生，如蓝、如地苔、如草滋、如枯草。眼眶陷入者，三日死。

面肿苍黑，舌卷而青，四肢乏力，两眼如盲，泣出不止，八日死。此肝脏绝也一云中热嗌干，善溺心烦，舌卷卵上缩。

病人筋绝，爪甲枯黑，八日死。

面青目黄，半日死一云五日死。

手足甲青，频呼骂者，是筋绝，九日死。

项筋舒展者死。

目无精光，齿断黑者死。

病人目睘绝，系不能正，胆绝也。

心病面赤，如鸡冠之色或如帛裹朱者生，如代赭、如虾血、如瘀血，一日死。

面黧、肩息、直视、掌肿没纹、狂言身热，一日死，此心脏绝也。

面赤目青者立死。

病人脉绝，口张唇青，毛发干竖，五日死。

久病人两颊颧赤，口张气直者死。

脾病，面黄如蟹腹，如罗裹雄黄者生。如枳实、如黄土色，四肢肿起者，九日死。

面浮黄，脐肤[1]肿满，泄泻下痢，肌涩唇反，十二日死，此脾脏绝也。

人中满，背青，二日死。

唇青，体冷遗尿，不食，四日死。

肩息、直视、唇焦者死。

体肿，溺赤频数不止者，是肉绝，六日死。

口目动作，善惊妄言，胃绝也。

目眦黄者，病欲愈，有胃气也。

面如土色，不食者，四日死，胃气绝也。

肺病面白，如豕膏，或如白璧之泽者生。如盐、如垩[2]、如枯骨者死。

口鼻气出，唇反无纹，色黑似煤，皮毛干焦，爪甲枯折者，三日死，此肺脏绝也。

面白毛折者死。

发直如麻者，半日死。

肾病面黑如乌羽，或如黑漆而泽者生。如炲[3]、如炭煤，耳色萎黄，兼卒呻吟，四日死。

面黑齿痛，两目如盲，自汗如水，腰折沉重，皮肉濡结，发无润泽者，四日死。此肾脏绝也。

病人骨绝，齿如熟豆，一日死。

---

① 肤（dié 碟）：凸，凸出。

② 垩（è 饿）：白土，泛指可用来涂饰的土。

③ 炲（tái 台）：古同“炱”，烟气凝积而成的黑灰（俗称“烟子”或“煤子”）。

耳目口鼻黑色起者死。

面黑目白者，八日死。

面肿苍黑者死。

脊痛腰重不能反覆者死。

面黑齿长而垢，腹胀闭不得息，善噫①，善呕，皮毛焦，肾脏绝也。

大凡黄赤为热，白黑为寒，青黑为痛。

病人脚趺肿起，身体沉重，卒失屎溺，妄语错乱，忽作尸臭，阴囊皆肿，口反张，爪甲黑，两目直视，皆死证也。

头倾视深，精气将夺，谓项不能举，天柱骨折也。转腰不能，肾气已惫，背曲肩随，腑气已坏。其音嘶者是气不朝肺；声散者，肺损也。凡见此证，不出三岁。

【点评】色为脏腑精气外荣，故可候脏气盛衰、病情进退。五色属五脏，又与四时相应本身有阴阳、五行属性，以阴阳五行理论进行分析，预测死亡时间。《内经》以藏象理论将五色分属于五脏，如《灵枢·五色》："以五色命藏，青为肝，赤为心，白为肺，黄为脾，黑为肾。"由色的部位动态变化推测疾病转归，以色浮沉，察知病邪的浅深，色浮病浅，色沉病深；以色润泽、晦暗，判断疾病预后；病色向上移动为逆，向下移动为顺。色从外走内，为病由表入里；色从内走外，为病由里出表。临证之时，对气色变化，若不作精微细致的观察，是判断不出疾病的是非的，须专心研究，方能知其中变化。

---

① 噫(yī一)：嗳气。

考味知病法

好食酸则肝病，好食苦则心病，好食甘则脾病，好食辛则肺病，好食咸则肾病。好食热则内寒，好食冷则内热。

【点评】人体的血气精神，由饮食五味所资生。五味可以养五脏，若过食、偏嗜亦会伤五脏。《素问·宣明五气》言："五味所入：酸入肝，辛入肺，苦入心，咸入肾，甘入脾"。过食本脏所喜食物而导致被克之脏的损伤。即使为本脏所喜之味，当本脏有病时，也不应多食之，否则，也可导致脏腑之气损伤或影响疾病的康复。

原梦

肝气盛则梦怒，心气盛则梦喜，脾气盛则梦歌乐，肺气盛则梦哭，肾气盛则梦恐惧。

上虚则梦堕，下虚则梦飞。

阳盛则梦大火而燔灼①，阴盛则梦大水而恐惧。阴阳俱虚则梦相杀毁伤。

甚饱则梦予，甚饥则梦取。

① 燔灼：烧灼。

短虫多则梦聚众，长虫多则梦相击毁伤。

【点评】本篇依五脏之特点功能、阴阳特性来窥探梦象之内涵，不同脏腑、阴阳盛衰对应其不同的梦象。如“肝气盛”，即肝气有余，化火炎上，升动太过。肝主怒，肝气亢奋，可见急躁易怒，故“梦怒”。《灵枢·淫邪发梦》列有专篇讨论，可与之互参。

然，临证之时，不应把某种病理变化与梦境表现之间的联系绝对化，此描写只是为临床诊断提供一定的线索和启示，绝不可仅仅根据梦境而决定疾病的诊断。现代中医对于睡眠的研究多围绕中医理论中的五行、五神(神、魂魄为主)、营卫、阴阳、脏腑等学说，并结合临床治疗睡眠障碍进行研究。

《王叔和脉诀》，余于其滑、实、弦、紧四脉有疑焉。滑弦之脉略论于前，而实紧之脉未尽释。张仲景以浮紧为伤寒，用之常验矣。独实脉或以为热，或以为寒，余谓实不当以寒言，姑[1]并录之，以俟[2]明哲[3]者。

---

① 姑：暂且，苟且。

② 俟(sì 四)：等待。

③ 明哲：明智、深明事理。此处指深明医理的人。